新突发传染病
医院防控模式与流程

主　审　付　卫　马青变
主　编　杨兴龙　庄英杰　朱　冰

科学出版社

北　京

内 容 简 介

本书由解放军总医院第五医学中心组织数十位专家编写。编入了在严重急性呼吸综合征、人感染高致病性禽流感、埃博拉出血热、新型冠状病毒肺炎等救援实践中探索和优化形成的一系列新突发传染病防控模式和流程，包括新突发传染病组织管理、病房应急转换、医务人员防护培训、患者及标本的转运、环境的消毒及污染物的处置流程、实验室的风险管理等，是一本实操性较强的参考书。

本书适用于各级医院在启动收治新突发传染病时不同点位的医务人员按照相应制度实施标准化作业流程，可在控制疫情扩散、提高治愈率、促进工作高效运转、确保医疗行为安全等方面发挥重要作用。

图书在版编目（CIP）数据

新突发传染病医院防控模式与流程 / 杨兴龙，庄英杰，朱冰主编. —北京：科学出版社，2022.2
ISBN 978-7-03-071345-2

Ⅰ.①新… Ⅱ.①杨… ②庄… ③朱… Ⅲ.①传染病医院—管理
Ⅳ.①R197.5

中国版本图书馆CIP数据核字（2022）第008254号

责任编辑：肖 芳 / 责任校对：张 娟
责任印制：李 彤 / 封面设计：蓝正设计

科 学 出 版 社 出版
北京东黄城根北街 16 号
邮政编码：100717
http://www.sciencep.com

北京建宏印刷有限公司 印刷
科学出版社发行 各地新华书店经销
*

2022 年 2 月第 一 版 开本：787×1092 1/16
2022 年 9 月第二次印刷 印张：9 1/2
字数：225 000
定价：89.00 元
（如有印装质量问题，我社负责调换）

编著者名单

主　审　付　卫　马青变

主　编　杨兴龙　庄英杰　朱　冰

副主编　黄　磊　谭文辉　贾红军

编著者（按姓氏笔画排序）

王亚东	王海清	王婉雪	牛文凯	文　毅	石　磊
叶雨英	冯　卉	冯　松	吕　飒	朱　冰	庄英杰
刘　佳	刘　渊	刘　鹏	刘方义	刘玉琦	刘丽英
刘利敏	闫　涛	李　雷	李　靖	李伯安	杨　滢
杨兴龙	杨轶晶	吴　丹	吴弈彤	张　昕	张芳芳
张丽娜	张洁利	张雪瑶	陈素明	胡　玫	贾红军
涂　波	黄　磊	崔展宇	董景辉	游绍莉	甄　诚
鲍春梅	蔡剑鸣	谭文辉	谭钧元	魏　磊	

前　言

新突发传染病，特别是新突发呼吸道传染病以其快速的传播方式对人类健康构成重大威胁。世界卫生组织在 1997 年明确提出"全球警惕、采取行动、防范新出现的传染病"。近 20 年来，严重急性呼吸综合征（SARS）、人感染高致病性禽流感（H5N1、H7N9）、中东呼吸综合征（MERS）、埃博拉病毒病（EVD）、新型冠状病毒肺炎（COVID-19）等新发传染病对全球造成重大影响。这些疫情的暴发给全球防控新突发传染病敲响了警钟，时刻做好救治、防控预案势在必行。

医院是新突发传染病救治的前哨，处于发现、隔离、治疗、追踪病患的最前端，也是新突发传染病预防控制、隔离救援的主力军和突击队，发挥着重要作用，需要随时做好新突发传染病收治的任务准备。医疗机构在发现或接到收治新突发传染病任务时，机关需要做出迅速反应，依据国家卫生健康委员会的有关防控、诊疗方案，结合医院疫情防控工作实际情况，针对人员配备、病房布局、设备设施、病患分配等制定一系列的制度、流程、规定、预案等。针对不同的点位、不同的区域、不同的人员制定系列培训教程与监督机制，从而使基层能按照相应制度实施标准化作业流程（SOP），确保任务的实施及预防不良事件的发生。

解放军总医院第五医学中心前身是传染病专科医院，一方面具有优良的传染病防控、诊治经验；另一方面，近 30 年来执行了多项国家、北京市、军队及国际合作等多项新突发传染病救援任务。在新突发传染病组织管理、政策规划、防控经验、工作机制、处置方案等实践中不断探索和深度优化形成一系列新突发传染病防控、救治模式和经验，在控制疫情扩散、提高治愈率、促进工作高效运转、确保医疗行为安全规范和医务人员"零感染"中发挥了重要作用。本书内容兼顾多种新突发传染病，侧重于呼吸道传染病，由解放军总医院第五医学中心组织数十位专家编写，包括新突发传染病组织管理、病房应急转换、医务人员培训、患者及标本的转运、环境的消毒及污染物的处置流程、实验室的风险管理等。我们将经验总结优化成册以满足工作的需要，同时也提供给相应的医院学习和参考，是一本实操性较强的参考书。

本书的出版要衷心感谢各位编著者付出的辛勤劳动，此外"新冠肺炎应急科研项目（CWS20J007）""科技冬奥（2021YFF0307306）"及"装备综合研究项目（LB20211A010024）"

基金对本书给予了大力支持和资助，在此一并表示诚挚的感谢。同时，本书所述突发传染病的应急处置，隔离救治等汇总成果，可作为 2022 年北京冬奥会医疗保障用书。

　　新突发传染病在防控、诊治方面有共性的规律，但是在不同疾病或同一疾病流行的不同阶段，其防控及诊疗方案也会发生不同的变化，因此，在医院管理层面及不同点位的基层管理人员也需要根据具体的情况对制度进行更新与优化，不能墨守成规。若书中存在不足之处，希望读者与我们联系提出，以便及时更正和提高。

杨兴龙　　庄英杰　　朱　冰

解放军总医院第五医学中心

2022 年 1 月

目 录

第 1 章

新突发传染病收治定点医院应急组织规程

新突发急性传染病是指对人类健康构成重大威胁、严重影响社会稳定，需要采取紧急救治措施的急性传染病和原因不明的传染病等，包括新发和再发传染病。新发传染病危害尤为严重，其中以新突发呼吸道传染病居多。世界卫生组织（World Health Organization，WHO）在 1997 年明确提出"全球警惕、采取行动、防范新出现的传染病"。近 20 年来，新发传染病频繁暴发流行，包括严重急性呼吸综合征（severe acute respiratory syndrome，SARS）、人感染高致病性禽流感（H5N1、H7N9 等）、中东呼吸综合征（Middle East respiratory syndrome，MERS）、埃博拉病毒病（Ebola virus disease，EVD）、新型冠状病毒肺炎（COVID-19）等在内的新发传染病对全球造成重大影响。这些疫情的暴发给全球防控突发急性传染病敲响了警钟。

做好新突发传染病疫情防控工作对人民群众的生命安全、社会的稳定发展具有重要意义。此项工作涉及各级政府部门、医疗机构和社会团体等，而医院特别是传染病专科医院，处于发现、隔离、治疗患者和切断传播途径的最前沿，作为新突发传染病预防控制的主力军和突击队，发挥着重要作用，需要随时做好新突发传染病收治的任务准备，首先制订医院收治的应急管理组织规程。

一、医院日常准备

医院防控突发急性传染病要坚持"早期预防、及时预警、快速反应、有效控制"的原则。

（一）重视医院日常感染控制工作

医院日常感染控制的方案、方法和技术是做好防控新突发急性传染病工作的基础，防控新突发急性传染病应做到预防与应急并重，常态与非常态相结合。常态的医院感染预防管理措施包括：建立医院感染管理制度及预防控制的长效机制、建立敏感的检测系统、健全抗感染药物应用管理制度、加强医疗防护、加强医疗废物的管理、开展医院感染防控的质量控制和评价等。在处理紧急医院感染事件时，要及时报告，迅速反应和协调组织，开通良好的沟通渠道，做好患者及其密切接触者的管理和消毒工作。

（二）制订各类应急处置预案和操作规程

传染病专科医院应结合自身及其所在地的具体情况，依据国家相关法律制订切合实际的各类应急处置预案和操作规程，包括院级层面和科级实施层面的应急预案。院级预案注重管理和调控，科级预案强调实际结合和可操作性。根据预案进行定期培训和演练，以保证疫情发生时能够积极有效地应对。之后，每年还应根据新发和突发传染病的流行情况、基础和临床研究的新成果，对预案和规程进行更新。

（三）充足的人员储备

有条件的医院应组织成立传染病应急医疗队，并定期进行演练。医疗队员一般应涵盖传染科、呼吸科、ICU、感染控制科的医护人员及卫生防疫专家等，并视疫情的具体情况进行补充调整。

（四）物资储备

1. 个人防护装备　引起暴发流行的通常为经呼吸道传播的传染病，因此个人防护装备的配备主要针对切断传播途径。包括头面部防护装备，如一次性口罩、帽子、护目镜、面屏等；躯干和四肢的防护装备，如隔离衣、防护服、一次性手套、一次性鞋套、防水围裙和雨靴等。实际使用时，应根据防护级别要求进行分级防护物资准备。

2. 消毒物品　常用的消毒工具包括环氧乙烷灭菌器、压力蒸汽灭菌器、紫外线消毒器、背负（手提）式喷雾器、气溶胶喷雾器、机动喷雾器、配药桶、刻度量杯（筒）和消毒车等。常用的消毒剂包括含氯消毒剂、乙醇、碘伏、戊二醛、过氧乙酸、过氧化氢、二溴海因、二氧化氯、胍类消毒剂和酸性氧化电位水等。在实际应用时，应根据消毒对象、消毒目的和消毒现场规模的不同，合理选择消毒工具和器材。针对不同污染对象可以选用自净、洗涤、掩埋、火烧等物理方法进行消毒，也可以选用各种化学消毒剂进行喷洒、浸泡、熏蒸、擦拭等。在消毒剂的选择上应遵循配制方便、作用迅速、对人员伤害和刺激性小的原则。消毒剂的浓度应根据消毒对象的不同要求进行配制。

3. 储备药品　由于近年暴发流行的绝大多数突发急性传染病由 SARS 冠状病毒、MERS 冠状病毒、埃博拉病毒等病毒引起，仅少数由细菌（霍乱、O157 等）所致，而大部分病毒感染目前尚无特效抗病毒药物。因此，药品储备方面，应重点储备基础药品和急救药品，同时应每 6 个月进行一次清库更换，防止药品失效。

4. 其他物资　包括担架、专用转运车、救护车、密封袋、样本采集管和样本转运箱等。应使用专用的车辆转运患者或标本。专用转运车辆除具备救护车的基本功能外，还应有驾驶室和患者舱室之间的隔断。驾驶员需经过专业培训，掌握基本防护要求和消毒隔离知识。样本转运箱应采用生物安全运输箱。

（五）技术储备

随着医学科技的发展，快速、高通量分子诊断技术已得到广泛应用，目前已知的传染病均已有商品化的酶联免疫或 PCR 诊断试剂。应根据不同季节及所在地疾病流行情况等适当储备诊断试剂，以进行快速初筛，做到早发现。突发传染病的发生毕竟是偶然事件，而诊断试剂都有一定的有效期，为避免浪费，储备数量不宜太多。

二、传染病专科医院应急处置组织规程

(一) 成立应急指挥系统

由医院主管领衔，分管院领导具体负责，机关部门和职能科室相关领导组成应急指挥小组。接受预警后，及时启动应急响应预案，部署救治防控工作。应急小组应包括综合计划组、医疗救治组、防疫防控组、医疗保障组、心理干预专家组、后勤保障组、生物安全管控组、营区 / 院医和人员管控组等，各组主要工作如下。

1. 综合计划组　掌握医院相关疾病患者收治、疫情防控、物资储备等工作总体情况及相关数据。根据上级单位要求，撰写上报总结、报告等相关材料。组织协调患者收治、疫情处置、科研攻关、诊疗创新等工作。完成领导小组赋予的其他任务。

2. 医疗救治组　负责全面指导协调患者接诊、收治和护理工作，以及紧急腾空病房、在院患者临时出院和转科等相关协调工作。负责指导收治定点辖区及协调转运的疑似和确诊病例。负责相关疾病疑似、确诊病例的临床会诊工作，提出诊断、治疗、护理、隔离留观意见。

3. 防疫防控组　负责医院相关疾病疫情监测和上报。根据疫情及收治情况，制订完善消毒、隔离和个人防护方案。指导门急诊、发热门诊和各病区做好防护用品储备，开展医院感染防控宣教培训，指导个人防护、患者隔离、环境消毒、医疗废物处理等工作。定期检查督导各科、各病区落实疫情和医院感染防控措施。开展流行病学调查。负责职业暴露后医务人员的流行病学调查。完成领导小组赋予的其他任务。

4. 医疗保障组　负责协调救治设施设备、救治药物、消毒药械、防护用品、救援隔离医护人员生活物品等物资的准备、补充、储备、采购，负责组建会诊专家小组工作，以及医疗信息化保障工作。

5. 心理干预专家组　负责开展疫情紧急心理危机干预工作，规范开展疫情相关的心理危机干预和心理健康教育。针对不同人群实施分类干预，采取线上线下相结合的方式，充分发挥传统媒体和新媒体的作用，缓解不同人群的心理压力，增强工作人员对疫情下不良情绪反应的理解和调节能力。加强一线医务人员心理健康关爱，及时发现个人心理问题，主动提供心理支持和疏导，为医务人员提供持续、专业的心理危机干预服务。负责对救援人员进行心理变化特征调查、心理培训、心理干预等工作。

6. 后勤保障组　负责后勤保障物资准备、补充、储备，协调解决后勤保障中出现的问题。负责制订实施温控、餐饮、被服、保洁、安保计划。负责各类医疗废物的集中回收、运输、处理工作。负责院区水电及病区相关设备的应急维修。完成领导小组赋予的其他任务。

7. 营区 / 院区和人员管控组　负责营区 / 院区所属人员及其家属的管控工作。全面摸底排查人员旅行信息、疫区旅行信息，按照上级要求严格人员管控。组织实施居家隔离、集中隔离，对在院、在本地区、离本地区、从疫区返本地区等人员情况进行统计并加强人员思想教育。负责营区出入人员管控工作。负责一线工作人员集中隔离住宿餐饮保障和管理。完成领导小组赋予的其他任务。

8.生物安全管控组　根据国家、军队和北京市的实验室生物安全管理相关文件要求，制订本单位生物安全管理规章制度。组织实施生物安全各类人员的培训与考核。定期督导检查临床科室及实验室生物安全防控措施落实情况，并即时整改。向中心领导提出生物安全管理和建设的意见与建议。评估中心生物安全风险防控效果。完成领导小组赋予的其他任务。

（二）构建完善的应急体系

在成立上述领导小组的基础上，建立包括预警、指挥、救控、保障、专家、评估在内的完善的应急体系（图1-1）。预警系统发现和预告突发公共卫生事件，并建议指挥系统启动应急预案；指挥系统接到预警后，做出决策，启动应急预案；救控系统接受指挥系统的指令，启动应急救治和防控；其间，专家系统为指挥系统的决策提供决策咨询，为体系中的其他子系统提供必要的技术支持；保障系统提供系统运行所需的各种设备设施、药品器械、防护用品和后勤保障物资等；评估系统从有效性和经济性等角度对整个系统的运行质量进行评价。

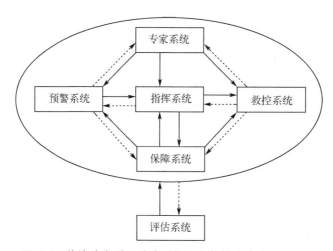

图 1-1　传染病专科医院应对新突发急性传染病应急体系

新突发急性传染病等公共卫生事件，不仅是医院、卫生健康部门和军队卫生系统的事情，还涉及社会各个方面，必须依靠全社会共同努力、通力协作。传染病专科医院处于应对突发公共卫生事件的前沿，要妥善协调各方，畅通渠道，聚齐力量，共同应对。目前，我国已总结出了许多宝贵经验，但持续改进是提高医院管理的有效措施。各级政府建立的处置突发公共卫生事件的预案、完善疫情报告制度、在中心城市传染病医院设立负压病房、在综合医院开设发热门诊等，这些措施为我国近年来有效应对新发、突发传染病发挥了重要作用。

（石　磊　杨兴龙　文　毅　王海清）

主要参考文献

[1]　毛青,游建平.医院突发急性传染病应急处置策略.实用医院临床杂志,2016,13(2): 1-4, 13.

[2] 王文桥，吴佳佳，白国刚，等．军队医院应对突发呼吸道传染病防控处置策略探讨．人民军医，2020, 63(4): 347-350.

[3] 税章林，苟悦，袁璐，等．突发急性传染病的门诊防控策略初探．中国医院管理，2020, 40(3): 27-29.

[4] 李鹏媛，原丽红，陆家海．应对新发传染病，One Health 策略势在必行．传染病信息，2018, 31(1): 11-14.

[5] 刘杨正，熊占路，程范军，等．平战结合状态下综合医院应对新发传染病思考．中华医院管理杂志，2020, 36(11): 881-885.

第 2 章

新突发传染病疫情分级及应急处置

我国疫情防疫取得了举世瞩目的成就。在抗击新型冠状病毒肺炎（简称新冠肺炎）疫情过程中，"集中患者、集中专家、集中资源、集中救治"原则的提出，改变了传染病医院的救治模式，特别是集中收治、多学科集中诊疗的模式，在降低重症率、提高救治率方面取得了成效，但也对医疗机构的收治能力提出了更高的要求。因此，在综合考虑医疗机构病房布局、科室设置、人员实力等因素的基础上，需要合理制订医疗机构应急预案，科学划分传染病收治的响应级别，是重大传染病疫情期间做好病患收治的重要基础。

第一节　突发公共卫生事件及部分传染病疫情分级

在《国家突发公共事件总体应急预案》中，突发公共事件是指突然发生，造成或者可能造成重大人员伤亡、财产损失、生态环境破坏和严重社会危害，危及公共安全的紧急事件。其中包括公共卫生事件。主要包括传染病疫情、群体性不明原因疾病、食品安全和职业危害、动物疫情以及其他严重影响公众健康和生命安全的事件。

为了有效预防、及时控制和消除突发公共卫生事件及其危害，最大程度地减少突发公共卫生事件对公众健康造成的危害，保障公众身心健康与生命安全，指导和规范各类突发公共卫生事件的应急处理工作，国家专门出台了《国家突发公共卫生事件应急预案》。该预案根据突发公共卫生事件性质、危害程度、涉及范围，突发公共卫生事件划分为特别重大（Ⅰ级）、重大（Ⅱ级）、较大（Ⅲ级）和一般（Ⅳ级）四级。

一、突发公共卫生事件分级

1.有下列情形之一的为特别重大突发公共卫生事件（Ⅰ级）

（1）肺鼠疫、肺炭疽在大、中城市发生并有扩散趋势，或肺鼠疫、肺炭疽疫情波及2个以上的省份，并有进一步扩散趋势。

（2）发生传染性非典型肺炎、人感染高致病性禽流感病例，并有扩散趋势。

（3）涉及多个省份的群体性不明原因疾病，并有扩散趋势。

（4）发生新传染病或我国尚未发现的传染病发生或传入，并有扩散趋势，或发现我国已消灭的传染病重新流行。

(5) 发生烈性病菌株、毒株、致病因子等丢失事件。

(6) 周边及与我国通航的国家和地区发生特大传染病疫情，并出现输入性病例，严重危及我国公共卫生安全的事件。

(7) 国务院卫生行政部门认定的其他特别重大突发公共卫生事件。

2. 有下列情形之一的为重大突发公共卫生事件（Ⅱ级）

(1) 在一个县（市）行政区域内，一个平均潜伏期内（6 天）发生 5 例以上肺鼠疫、肺炭疽病例，或者相关联的疫情波及 2 个以上的县（市）。

(2) 发生传染性非典型肺炎、人感染高致病性禽流感疑似病例。

(3) 腺鼠疫发生流行，在一个市（地）行政区域内，一个平均潜伏期内多点连续发病 20 例以上，或流行范围波及 2 个以上市（地）。

(4) 霍乱在一个市（地）行政区域内流行，1 周内发病 30 例以上，或波及 2 个以上市（地），有扩散趋势。

(5) 乙类、丙类传染病波及 2 个以上县（市），1 周内发病水平超过前 5 年同期平均发病水平 2 倍以上。

(6) 我国尚未发现的传染病发生或传入，尚未造成扩散。

(7) 发生群体性不明原因疾病，扩散到县（市）以外的地区。

(8) 发生重大医源性感染事件。

(9) 预防接种或群体性预防性服药出现人员死亡。

(10) 一次食物中毒人数超过 100 人并出现死亡病例，或出现 10 例以上死亡病例。

(11) 一次发生急性职业中毒 50 人以上，或死亡 5 人以上。

(12) 境内外隐匿运输、邮寄烈性生物病原体、生物毒素造成我国境内人员感染或死亡的。

(13) 省级以上人民政府卫生行政部门认定的其他重大突发公共卫生事件。

3. 有下列情形之一的为较大突发公共卫生事件（Ⅲ级）

(1) 发生肺鼠疫、肺炭疽病例，一个平均潜伏期内病例数未超过 5 例，流行范围在一个县（市）行政区域以内。

(2) 腺鼠疫发生流行，在一个县（市）行政区域内，一个平均潜伏期内连续发病 10 例以上，或波及 2 个以上县（市）。

(3) 霍乱在一个县（市）行政区域内发生，1 周内发病 10～29 例或波及 2 个以上县（市），或市（地）级以上城市的市区首次发生。

(4) 1 周内在一个县（市）行政区域内，乙、丙类传染病发病水平超过前 5 年同期平均发病水平 1 倍以上。

(5) 在一个县（市）行政区域内发现群体性不明原因疾病。

(6) 一次食物中毒人数超过 100 人，或出现死亡病例。

(7) 预防接种或群体性预防性服药出现群体心因性反应或不良反应。

(8) 一次发生急性职业中毒 10～49 人，或死亡 4 人以下。

（9）市（地）级以上人民政府卫生行政部门认定的其他较大突发公共卫生事件。

4. 有下列情形之一的为一般突发公共卫生事件（Ⅳ级）

（1）腺鼠疫在一个县（市）行政区域内发生，一个平均潜伏期内病例数未超过10例。

（2）霍乱在一个县（市）行政区域内发生，1周内发病9例以下。

（3）一次食物中毒人数30～99人，未出现死亡病例。

（4）一次发生急性职业中毒9人以下，未出现死亡病例。

（5）县级以上人民政府卫生行政部门认定的其他一般突发公共卫生事件。

二、地震后霍乱疫情分级

2008年，国家卫生部发布的《地震灾区霍乱疫情应急处理预案》中，将地震后霍乱疫情分为3个级别，即严重霍乱疫情（Ⅰ级）、较严重霍乱疫情（Ⅱ级）、一般霍乱疫情（Ⅲ级）。

1. 严重霍乱疫情（Ⅰ级）　全县（区）范围5天内，发现20例以上病例或带菌者，或有1例死亡病例，或发现新的菌株流行。

2. 较严重霍乱疫情（Ⅱ级）　全县（区）范围5天内，发现5～19例病例或带菌者，或出现新的菌株。

3. 一般霍乱疫情（Ⅲ级）　发现霍乱散发病例或带菌者，或外环境检出霍乱菌株。

三、疟疾突发疫情分级

2006年，国家卫生部发布了《疟疾突发疫情应急处理预案》明确规定了疟疾突发疫情的判定和分级。

1. 凡出现以下情况之一时，视为疟疾突发疫情，应启动应急处理工作

（1）近3年无疟疾病例发生的乡（镇），1个月内同一行政村发现5例及以上当地感染的疟疾病例，或发现输入性恶性疟继发病例。

（2）近3年有疟疾病例发生的乡（镇），1个月内同一行政村发现10例及以上当地感染的疟疾病例，或发现2例及以上恶性疟死亡病例。

2. 凡符合以下条件者，即可终止应急处理工作

（1）疫点及其周围相邻居民点的疟疾确诊及疑似病例得到规范治疗，采取了必要的媒介控制措施，建立、健全了疫情监测和报告网络，能及时发现和报告疫情。

（2）自启动应急处理工作之日起，连续30天的疟疾发病人数比此前同期减少50%以上，且周围无新出现突发疫情的行政村。

（3）根据流行病学调查和病原学监测结果，证实疫情趋于稳定，经上一级专家的考查和认可后，可终止应急处理工作，转入常规防治和监测。

四、突发疫情分级

Ⅰ级：在2个及以上相邻省份的毗邻地区出现10起及以上突发疫情，疫情波及2

个及以上市（地、州），且有大范围蔓延趋势。

Ⅱ级：在 1 个省内的 2 个及以上毗邻市（地、州）出现 5 起及以上突发疫情，疫情波及 2 个及以上县（市、区），且有扩大蔓延趋势。

Ⅲ级：在 2 个及以上毗邻的县（市、区）出现突发疫情，且有蔓延趋势。

Ⅳ级：在 1 个县（市、区）范围内出现突发疫情。

五、群体性不明原因疾病事件分级

在生物安全纳入国家安全战略的背景下，群体性不明原因疾病也是国家重点监测疾病之一，是指一定时间内（通常是指 2 周内），在某个相对集中的区域（如同一个医疗机构、自然村、社区、建筑工地、学校等集体单位）内同时或者相继出现 3 例及以上相同临床表现，经县级及县级以上医院组织专家会诊，不能诊断或解释病因，有重症病例或死亡病例发生的疾病。

群体性不明原因疾病具有临床表现相似性、发病人群聚集性、流行病学关联性、健康损害严重性的特点。这类疾病可能是传染病（包括新发传染病）、中毒或其他未知因素引起的疾病。根据《群体性不明原因疾病应急处置方案（试行）》，将此类事件分为三个级别。

Ⅰ级：特别重大群体性不明原因疾病事件：在一定时间内，发生涉及 2 个及以上省份的群体性不明原因疾病，并有扩散趋势；或由国务院卫生行政部门认定的相应级别的群体性不明原因疾病事件。

Ⅱ级：重大群体性不明原因疾病事件：一定时间内，在一个省的多个县（市）发生群体性不明原因疾病；或由省级卫生行政部门认定的相应级别的群体性不明原因疾病事件。

Ⅲ级：较大群体性不明原因疾病事件：一定时间内，在一个省的一个县（市）行政区域内发生群体性不明原因疾病；或由地市级卫生行政部门认定的相应级别的群体性不明原因疾病事件。

第二节　医疗机构基本应急处置措施

发生突发公共卫生事件或确定传染病疫情暴发时，事发地的县级、市（地）级、省级人民政府及其有关部门按照分级响应的原则，做出相应级别应急反应，采取边调查、边处理、边抢救、边核实的方式，以有效措施控制事态发展。

在突发公共卫生事件或传染病疫情的应急处置过程中，医疗机构担负着患者收治的重要任务。按照"早发现、早诊断、早治疗、早报告"的"四早"原则，主要开展患者接诊、收治和转运工作，及时排除或明确诊断；协助疾控机构开展标本的采集、流行病学调查、密切接触者排查等工作；做好医院内现场控制、消毒隔离、个人防护、医疗垃圾和污水处理工作，防止院内交叉感染和污染；及时完成病例监测报告；对群体性不明原因疾病和新发传染病做好病例分析与总结，积累诊断治疗的经验；根据上级卫生行政部门要求，开展相关的诊断试剂、药品、防护用品等方面的研究，加快病源查寻和病因诊断；必要时应及时上报需求，协调人、财、物方面的支援。

根据疫情发现或收治任务不同，其基本处置原则也具有一定差别。

一、主动监测、主动发现

医疗机构的门急诊、发热门诊作为疾病检测的最前哨点，在"早发现、早报告"传染病疫情或群体性不明原因疾病方面担负着极为重要的责任和义务。医疗机构在短期内（通常指2周以内）发现某种传染病集中暴发或不明原因疾病的群体发病时，其主要处置措施如下。

1. 根据已知传染病的传播途径立即采取相应防护措施。当传播途径不明确时，应在接触传播防护的基础上，增加呼吸道传播防护，必要时使用护目镜或防护面屏。

2. 控制现场，确定隔离区域，疏散人群，避免聚集。

3. 及时报告上级卫生行政部门、疾控机构。迅速开展流行病学调查，调取就诊信息、监控录像等便于协助疾控部门开展密切接触人员排查。

4. 指导患者佩戴口罩等，采取必要的防护措施，立即由专人引导至发热门诊进行隔离观察，避免交叉感染。

5. 留存呼吸道、血液或体液等标本开展检测或转运至指定检测机构进行病原检测。标本采集、运输、现场检测、标本保存的硬件条件需符合《病原微生物实验室生物安全管理条例》《人间传染的病原微生物名录》《可感染人类的高致病性病原微生物菌（毒）种或样本运输管理规定》等相关要求，并确保标本的可检测性。采集量应满足后续检测与复核使用，对高度怀疑病例要重复采样送检。

6. 组织本医疗机构专家会诊尽快明确诊断，或由上级卫生行政部门组织专家会诊。

7. 诊断明确后，根据实际情况解除应急措施，或者收治至隔离病房进一步救治，或者转运至定点收治机构进行救治。

除通过主动监测发现疫情或群体性不明原因疾病的情况，各医疗机构还应加强国内外疫情信息收集和相关疾病防控诊疗的学习培训，提高疫情防控意识。由于当代交通便利带来人员流动速度快，一旦国内其他省市发生传染病疫情或群体性不明原因疾病时，医疗机构应当主动开展住院患者筛查，特别是及时排查出有疫源地旅居史的在院患者，并尽快采取隔离措施，避免交叉感染。迅速开展病原检测，明确诊断。

二、疫情暴发，批量收治

一旦暴发传染病疫情，承担传染病患者收治或疑似患者医学隔离观察任务的医疗机构在接到批量收治任务时，主要应急处置措施如下。

（一）准备工作

1. 建立隔离管控区域，做好警戒。

2. 统筹调配床位，组织腾空病房。

3. 迅速完成在院其他患者的转科交接。

4. 病房清洁整理和终末消毒。

5. 配送患者生活用品和卫生被服。

6. 床旁检查设备置于指定位置。

7. 检修医疗设备，补充个人防护用品、药品耗材和消毒药械。

8. 培训及督促落实个人防护和消毒隔离等工作。

（二）现场检诊

1. 接诊医务人员与转运人员交接患者信息和病情。

2. 危重症患者监测生命体征，建立静脉通道，快速转运至病房。

3. 迅速采集信息、登记入院，空气或飞沫传播宜使用负压担架转运。

4. 为轻症患者提供一次性外科口罩，体温测量、信息采集、登记入院。

（三）病区收治

1. 病区与门诊医护人员详细交接危重症患者情况。

2. 科主任组织指挥危重症患者的救治工作。

3. 轻症患者到达病区后进行常规诊疗。

4. 患者尽量于床旁行 X 线胸片、超声等检查。

5. 食物、药品和耗材等清洁物品下送至病区清洁区交接。

第三节　传染病患者收治的分级响应

制订传染病患者收治的分级响应，主要原则应根据医疗机构承担的不同收治任务（确诊患者、疑似患者，或者接收其他传染病医院分流的患者）、疫情发展分期（疫情暴发初期、疫情进展期、疫情控制期、疫情结束期）、最大收容能力、集中收治模式（轻、重症分区收治或同区收治）、上级卫生行政部门相关应急响应机制等确定，通常可将响应级别分为 3 级或 4 级，分级响应主要工作流程包括以下几个方面。

一、确定收治病区

为避免交叉感染、避免污染环境，最大限度降低医院感染发生的可能性，收治病区应选择相对独立、交通便利的区域，设置专用通道，靠近发热门诊。如果收治病区无法独立设置，应按照楼层由高到低、确诊疑似分开的原则选择收治区域。设置专用通道及电梯，同时做好环境的随时消毒，避免交叉感染。如有负压病房，应优先收治至负压病房。

二、病床预留

根据承担的不同收治任务、隔离要求等，按照上级卫生行政部门的相关要求，合理制订预留病床数量。

三、疫情发展不同分期收治原则

1. **传染病疫情发生初期** 作为定点收治单位尚未受领收治任务时，传染病医疗机构应提前选定收治病区，限制或停止疫情收治病区收容，特别是应停止重症患者收容。根据新冠肺炎疫情期间相关要求，选定收治病区收容量不应超过展开床位的 50%，优先转出重症患者，固定其他患者接收科室，便于迅速腾空病区，用于疫情患者收治。如果轻重症患者同病区收治，则应预留展开床位的 10%，用于收治危重症患者。预备收容病区收容量不应超过展开床位的 70%。

2. **传染病疫情进展期** 作为定点收治单位已经开始收治患者，且收治患者数量持续增加，预备收容病区收容量一般不超过展开床位的 50%，停止收容其他危重症患者，做好在院患者转科或出院准备，便于随时腾空病房。为保障疫情收治任务的人力需求，避免医院内交叉感染的发生，医疗机构整体收容量不应超过展开床位的 70%。

3. **传染病疫情控制期** 不再收治新的传染病疫情患者，指定收治病区仍需继续治疗现有传染病疫情患者。待所有患者治愈出院后，完成终末消毒，确认收容病区可逐步恢复普通患者收容，但收容量一般不超过展开床位的 70%。限制或继续停止重症患者收容，以便保持转换收治功能、腾空病房。与此同时，预备收治病区收容量一般不超过展开床位的 90%。

4. **传染病疫情结束期** 收治任务停止，医疗机构应在完成病房终末消毒后，逐步恢复收容。但仍应加强门诊、发热门诊的预检分诊，以防范散发病例出现。

传染病疫情发生发展期间，定点收治医疗机构完成阶段性收治任务后，不再担负定点收治任务时，仍需继续确保具备随时应对传染病疫情患者收治的能力。此外，医疗机构应根据实际情况，整体收容量一般不超过展开床位的 90%，以便于接收其他定点收治医疗机构分流的普通传染病患者。

四、人力和物资储备

在传染病疫情暴发初期，定点收治机构应迅速启动相关预案，调配医护力量，加强人员培训。根据收治患者数量和工作时间，调配医护人员，确保一线力量充足。同时，加强防护物资、消毒药械等的储备，特别是医用防护口罩、医用外科口罩、防护服、护目镜或防护面屏等防护物资储备，一般情况按照全负荷收容，运转 30 天的要求，制订物资储备数量。

（杨兴龙　庄英杰　贾红军）

主要参考文献

[1] 卫生部办公厅 . 地震灾区鼠疫等 3 种传染病疫情应急处理预案 .(2008-05-18)[2021-06-10]. http:// www.nhc.gov.cn/cms-search/xxgk/getManuscriptXxgk.htm?id=35357.

[2] 卫生部 . 疟疾突发疫情应急处理预案 .(2006-02-13)[2021-06-10]. http://www.gov.cn/gzdt/2006-

03/28/content_238360-2.htm.

[3]　中国疾病预防控制中心 . 突发公共卫生事件分级标准 .(2018-10-15)[2021-06-10].http://www.
　　　chinacdc.cn/jkzt/tfggwssj/gl/201810/t20181015_194984.html.

[4]　卫生部 . 群体性不明原因疾病应急处置方案（试行）.(2007-01-16)[2021-06-10].http://www.nhc.
　　　gov.cn/wjw/gfxwj/201304/639a8b72185049829bc93a12dafefb55.shtml.

[5]　中华人民共和国国务院 . 国家突发公共事件总体应急预案 .(2006-01-08)[2021-06-10].http://www.
　　　customs.gov.cn/hangzhou_customs/575609/1708095/3421908/3430018/index.html.

第 3 章

传染病的分级防护

由于收治传染病患者的特殊性，传染病医院（病区）区域必须划分明确，特别是在收治经呼吸道传播的传染病患者时，对疑似及确诊患者采取区域隔离，工作人员应根据不同的疾病及操作，选择合适的防护级别及防护用品，确保消毒隔离和个人防护等措施落实到位，保证工作效果。

第一节　传染病的区域防护

收治传染病患者的病房区域，特别是收治经呼吸道传播疾病患者的病房区域应划分明确、布局合理，包括三区两通道及缓冲间（图 3-1）。

病区模拟平面图

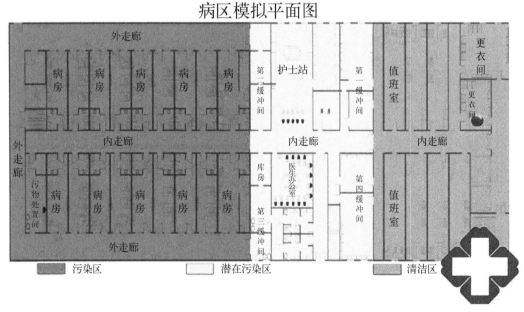

图 3-1　收治传染病患者病区模拟平面图

一、三区

病区划分为 3 个区域,即清洁区、潜在污染区、污染区,这 3 个区域无交叉。各个区域之间使用颜色标识,清洁区为蓝色或绿色、潜在污染区为黄色、污染区为红色,以警示工作人员。

1. 清洁区 指呼吸道传染病诊治的病区中不易受到患者血液、体液和病原微生物等物质污染及传染病患者不应进入的区域。包括医务人员值班室、卫生间、男女更衣室、浴室及储物间、配餐间等。

2. 潜在污染区 进行呼吸道传染病诊治的病区中位于清洁区与污染区之间的区域,有可能被患者血液、体液和病原微生物等物质污染。包括医务人员的办公室、治疗室、护士站、患者用后的物品及医疗器械等的处置室、内走廊等。

3. 污染区 进行呼吸道传染病诊治的病区中传染病患者和疑似传染病患者接受诊疗的区域,包括被其血液、体液、分泌物、排泄物污染物品暂存和处理的场所,病室、处置室、污物间及患者入院、出院处理室等。

二、两通道

进行呼吸道传染病诊治的病区中,分别设立医务人员通道和患者通道。医务人员通道、出入口设在清洁区一端(图 3-1 中内走廊为医务人员通道),患者通道、出入口设在污染区一端(图 3-1 中外走廊为患者通道)。

三、缓冲间

在清洁区和潜在污染区、潜在污染区和污染区之间分别设立两侧均有门的空间,为医务人员出入污染区的缓冲房间,并有实际的隔离屏障。缓冲间两侧的门不应同时开启,无逆流,不交叉,以减少区域之间的空气流通。

个人防护用品置于不同的区域,工作人员在不同区域穿戴和摘脱相应的防护用品。整个病区应当通风良好,但必须保证空气流向不能逆流,避免空气从潜在污染区→清洁区或者污染区→潜在污染区及污染区→清洁区。

(杨 滢 吴 丹)

第二节 医务人员的防护分级

一、一般防护

适用于普通门诊、普通急诊、普通病房医务人员。

1. 严格遵守标准预防的原则。

2. 工作时应戴医用外科口罩,穿工作服、工作裤、工作鞋,必要时戴乳胶手套。

3. 认真执行手卫生。

二、一级防护

适用于发热门诊与感染性疾病科医务人员，以及收治经空气或飞沫传播的呼吸道传染病患者时在潜在污染区工作的各类人员。着装标准见图 3-2。

1. 严格遵守标准预防的原则。

2. 严格遵守消毒、隔离的各项规章制度。

3. 工作时应在一般防护的基础上加戴工作帽，必要时戴乳胶手套。

4. 严格执行手卫生。

5. 下班时进行个人卫生处置，并注意呼吸道与黏膜的防护。

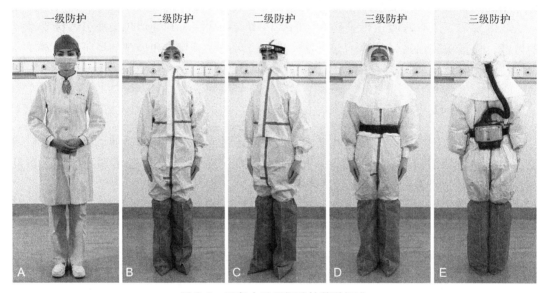

图 3-2　医务人员三级防护着装标准

A. 一级防护着装标准；B. 佩戴护目镜的二级防护着装标准；C. 佩戴防护面屏的二级防护着装标准；D. 三级防护着装标准的正面；E. 三级防护着装标准的背面

三、二级防护

适用于进入疑似或确诊经空气或飞沫传播疾病患者安置地，或为患者提供一般诊疗操作的工作人员。包括接诊鼠疫、SARS、新型冠状病毒肺炎、肺炭疽等医务人员；不明原因传染病以及其他特殊传染病污染区工作的各类人员；接触上述传染病患者标本、污物的工作人员；运送上述传染病患者、尸体的工作人员；参与上述传染病患者会诊、抢救的专家。着装标准见图 3-2。

1. 严格遵守标准预防的原则。

2. 根据传播途径，采取相应的隔离。

3. 严格遵守消毒、隔离的各项规章制度。

4. 进入隔离病房、隔离病区的医务人员必须戴医用防护口罩、工作帽，穿工作服、工作裤、工作鞋、隔离衣 / 防护服、鞋套，戴手套，根据所做操作选择佩戴护目镜或防护面屏。严格按照清洁区、潜在污染区和污染区的划分，正确穿戴和脱摘防护用品，并注意呼吸道、口腔、鼻腔黏膜和眼睛的卫生与保护。

四、三级防护

适用于为疑似或确诊经空气或飞沫传播疾病患者进行产生气溶胶操作时。包括为鼠疫、SARS、新型冠状病毒肺炎、肺炭疽、不明原因传染病等患者及其他特殊传染病患者、疑似患者实施可引发气溶胶播散操作的医务人员。着装标准见图 3-2。

可引发气溶胶的操作包括气管内插管、雾化治疗、支气管镜、呼吸道痰液抽吸、气管切口的护理、胸腔物理治疗、鼻咽部抽吸、面罩正压通气、高频振荡通气、心肺复苏操作、死后肺组织活检及诱发咳嗽、咳痰的检查等。

在二级防护的基础上（必须穿医用一次性防护服），必须佩戴护目镜或防护面屏，如有条件，可将护目镜或防护面屏更改为全面型呼吸防护器或电动送风式正压防护面罩。

（杨滢 吴丹）

主要参考文献

[1] 张秀，张昕，孙玉梅 . 传染病护理实用手册 . 北京：人民军医出版社，2017:6-13.

[2] 卫生部医院感染控制标准专业委员会 . 医院隔离技术规范：WS/T 311—2009. 中华医院感染学杂志，2009, 19(13): Ⅳ - Ⅷ .

[3] 李六亿，巩玉秀，张流波，等 . 经空气传播疾病医院感染预防与控制规范 :WS/T511—2016. 中国感染控制杂志 , 2017, 16(5):490-492. DOI:10.3969/j.issn.1671-9638.2017.05.023.

[4] 国家卫生健康委办公厅 . 医疗机构内新型冠状病毒感染预防与控制技术指南（第一版）. 中国感染控制杂志 ,2020,19(2):189-191. DOI:10.12138/j.issn.1671-9638.20206152.

[5] 国家卫生健康委办公厅 . 医疗机构内新型冠状病毒感染预防与控制技术指南（第二版）. (2021-04-06)[2021-05-10].http://www.nhc.gov.cn/yzygj/s7659/202104/f82ac450858243e598747f99c719d917.shtml.

[6] 国务院应对新型冠状病毒肺炎疫情联防联控机制综合组 . 医疗机构内新型冠状病毒感染预防与控制技术指南（第三版）. (2021-09-08) [2021-09-13].http://www.nhc.gov.cn/xcs/gzzcwj/202109/c4082ed2db674c6eb369dd0ca58e6d30.shtml.

第4章

传染病处置的防护操作规程

传染病处置的防护操作规程是针对医院所有医务人员或患者制订的一组预防交叉感染的制度,确保传染病医疗处置安全、合理、高效,相关人员在医疗处置过程中必须遵循的程序或步骤包括手卫生,穿戴医用手套、隔离衣、口罩、护目镜或防护面屏,以及安全注射等,也包括穿戴合适的防护用品处理患者环境中污染的物品或医疗器械等。

第一节　手　卫　生

手卫生为医务人员在从事职业活动过程中的洗手、卫生手消毒和外科手消毒的总称。

一、医务人员洗手与卫生手消毒指征

1. 两前
(1) 接触患者前。
(2) 清洁、无菌操作前,包括进行侵入性操作前。

2. 三后
(1) 暴露患者液体风险后,包括接触患者黏膜、破损皮肤或伤口、血液、体液、分泌物、排泄物、伤口敷料等之后。
(2) 接触患者后。
(3) 接触患者周围环境后,包括接触患者周围的医疗相关器械、用具等物体表面后。

二、洗手

1. 目的　医务人员用流动水和洗手液(肥皂)揉搓、冲洗双手,去除手部皮肤污垢、碎屑和部分微生物。
2. 用物　洗手池、水龙头、流动水、洗手液(肥皂)、干手用品。

3. 操作步骤（图 4-1）

（1）在流动水下淋湿双手，取适量洗手液（肥皂），均匀涂抹至整个手掌、手背、手指和指缝。

（2）第一步（内）：掌心相对，手指并拢，相互揉搓（图 4-1A）。

（3）第二步（外）：手心对手背沿指缝相互揉搓，交换进行（图 4-1B）。

（4）第三步（夹）：掌心相对，双手交叉指缝相互揉搓（图 4-1C）。

（5）第四步（弓）：弯曲手指使关节在另一手掌旋转揉搓，交换进行（图 4-1D）。

（6）第五步（大）：左手握住右手拇指旋转揉搓，交换进行（图 4-1E）。

（7）第六步（立）：将五个手指的指尖并拢放在另一手掌心旋转揉搓，交换进行（图 4-1F）。

（8）第七步（腕）：一只手旋转揉搓另一只手的腕部，交换进行（图 4-1G）。

（9）在流动水下彻底冲净双手，擦干。

以上（2）～（8）又称"七步洗手法"。

4. 适用范围　医务人员在诊疗操作过程中，手部有血液或其他体液等肉眼可见的污染物时、可能接触艰难梭菌、肠道病毒等对速干手消毒剂不敏感的病原微生物时使用流动水洗手。医疗机构均应当使用。

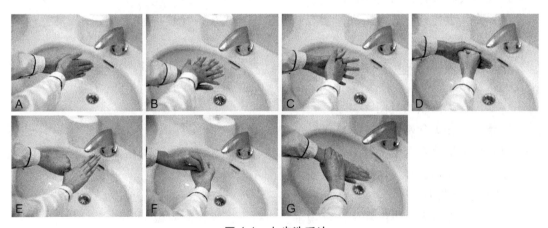

图 4-1　七步洗手法

三、卫生手消毒

1. 目的　医务人员用手消毒剂揉搓双手，以减少手部暂居菌。

2. 用物　速干手消毒剂。

3. 操作步骤

（1）取适量的速干手消毒剂于掌心，均匀涂抹双手。

（2）按照七步洗手法的步骤（内、外、夹、弓、大、立、腕）进行揉搓，揉搓至手部干燥。

4. 适用范围

（1）医务人员诊疗操作过程中，手部未见明显污染物时使用速干手消毒剂进行手卫生。医疗机构均应当使用。

（2）预检分诊、发热门诊、隔离留观病区、隔离病区和隔离重症监护病区必须配备使用。

5.注意事项　速干手消毒剂揉搓作用的时间应严格按照其使用说明执行。

（谭文辉　叶雨英　刘利敏　王亚东）

第二节　戴摘一次性工作帽及口罩

一、戴摘一次性工作帽

（一）目的
保护医务人员的头部避免接触感染源，防止病原体的传播。

（二）用物
一次性工作帽、速干手消毒剂。

（三）操作步骤
1.戴一次性工作帽（图 4-2A～C）

（1）将头发梳理整齐，特别是留有长发的医务人员，建议将脑后长发挽成发髻，刘海向上梳理（图 4-2A）。

（2）帽子由前额向脑后罩于头部，整理好头发，将耳包在工作帽内，并尽量不要让头发外露（图 4-2B）；如果操作者在普通病房或感染性疾病科门诊从事一般性诊疗活动，可不将耳包在工作帽内（图 4-2C）。

2.摘一次性工作帽（图 4-2D、E）

（1）用两根手指向上提拉工作帽，使工作帽脱离头部（图 4-2D）。

（2）将工作帽丢弃至医疗废物容器内（图 4-2E）。

（四）适用范围
医务人员在进入污染区和清洁环境前、进行无菌操作时应戴工作帽。

（五）注意事项
1.工作帽被患者的血液、体液污染时应立即更换。

2.一次性工作帽一次性使用。

3.布制帽子应保持清洁，每次或每天更换与清洁。

二、戴摘医用外科口罩

医务人员使用的口罩根据其适用范围、有效阻止污染物的不同，分为一次性使用医用口罩、医用外科口罩、医用防护口罩。由于一次性使用医用口罩与医用外科口罩的佩戴方法相同，本节只介绍医用外科口罩的戴摘方法。

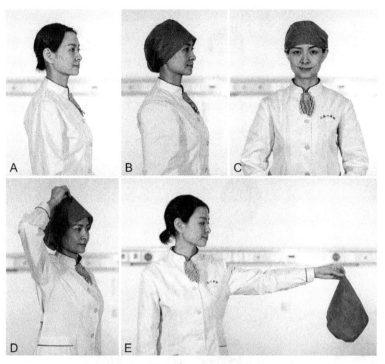

图 4-2　戴、摘一次性工作帽流程

（一）目的

保护医务人员在有创操作过程中口鼻处避免接触感染源，阻止血液、体液和飞溅物的传播。

（二）用物

医用外科口罩、速干手消毒剂。

（三）操作步骤

1. 佩戴医用外科口罩（图 4-3A ～ F）

（1）操作者着装整洁。

（2）检查口罩有效期、包装完整性、是否干燥。

（3）从包装袋取出口罩，认清口罩内、外面，有防水涂层一面向外（图 4-3A）。

（4）将口罩罩住鼻、口及下颌，金属软条一边向上（图 4-3B）。

（5）将口罩的松紧系带挂于双耳（如是系带应系于头顶）（图 4-3C ～ D）。

（6）将双手指尖放在鼻夹上，从中间位置开始，用手指向内按压，并逐渐向两侧移动，根据鼻梁形状塑造鼻夹（图 4-3E ～ F）。

（7）调整系带的松紧度。

2. 摘脱医用外科口罩（图 4-3G ～ I）

（1）操作者手卫生后，捏住系带摘下口罩（图 4-3G ～ H）。

（2）将口罩丢至医疗废物容器内（图 4-3I）。

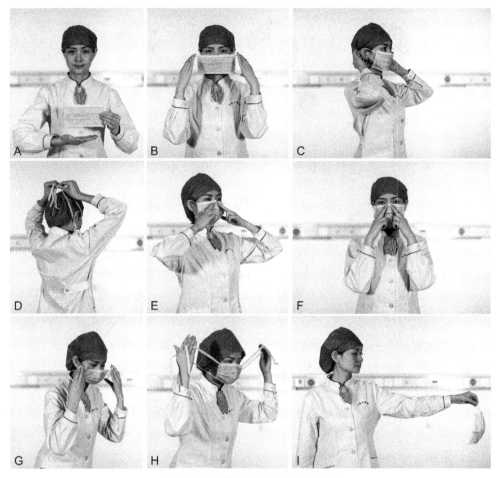

图 4-3　佩戴及摘脱医用外科口罩

三、戴摘医用防护口罩

（一）目的

保护医务人员避免接触感染源，阻止空气传播的直径 ≤ 5μm 感染因子或近距离（< 1m）接触经飞沫传播的疾病。

（二）用物

拱形医用防护口罩（N95 医用防护口罩）、平面型医用防护口罩（N99 医用防护口罩）、速干手消毒剂。

（三）操作步骤

1. 佩戴拱形医用防护口罩（N95 医用防护口罩）（图 4-4）

（1）操作者着装整洁。

（2）从包装取出拱形医用防护口罩（N95 医用防护口罩）后，认清口罩内、外、上、下（图 4-4A）。

（3）一只手托住防护口罩，有鼻夹的一面背朝外。

（4）将防护口罩罩住鼻、口及下颌，鼻夹部位向上紧贴面部（图 4-4B）。

（5）用另一只手将下方系带拉过头顶，置于颈后双耳下（图 4-4C）。

（6）再将上方系带拉至头顶中部（图 4-4D）。

（7）将双手指尖放在金属鼻夹上，从中间位置开始，用手指向内按压鼻夹，并分别向两侧移动和按压，按压时用力要均匀（图 4-4E），根据鼻梁的形状塑造鼻夹。

（8）双手捂住口罩用力、快速地呼气，如有漏气需重新调整（图 4-4F）。

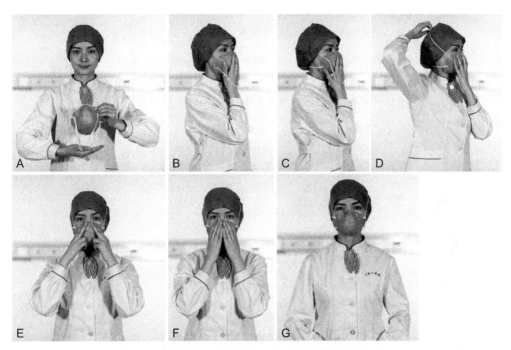

图 4-4　佩戴拱形医用防护口罩（N95 医用防护口罩）

2. 佩戴平面型医用防护口罩（N99 医用防护口罩）（图 4-5）

（1）操作者着装整洁。

（2）从包装取出平面型医用防护口罩（N99 医用防护口罩）后，认清口罩内、外、上、下，捏住口罩的边缘将两根系带翻出（图 4-5A）。

（3）用一只手托住防护口罩，有鼻夹的一面背朝外。

（4）将防护口罩罩住鼻、口及下颌，鼻夹部位向上紧贴面部（图 4-5B）。

（5）用另一只手将下方系带拉过头顶，置于颈后双耳下（图 4-5C）。

（6）再将上方系带拉至头顶中部（图 4-5D）。

（7）一只手的示指和中指从松紧带下捏住鼻夹，另一只手轻轻拉紧一侧松紧带（另一侧同样方法根据鼻梁形状塑形）（图 4-5E ～ F）。

（8）双手调整上、下系带松紧度（图 4-5G ～ H）。

（9）双手捂住口罩用力、快速地呼气，如有漏气需重新调整（图 4-5I）。

3. 摘脱医用防护口罩（图 4-6）

（1）先解开下面的系带（图 4-6A、D），再解开上面的系带（图 4-6B、E）。

（2）用手仅捏住口罩的系带丢至医疗废物容器内（图 4-6C、F）。

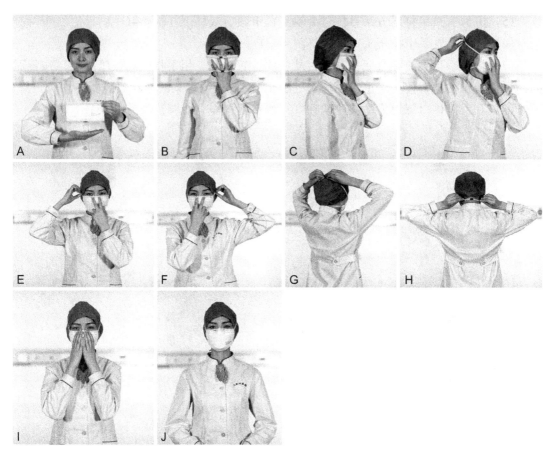

图 4-5　佩戴平面型医用防护口罩

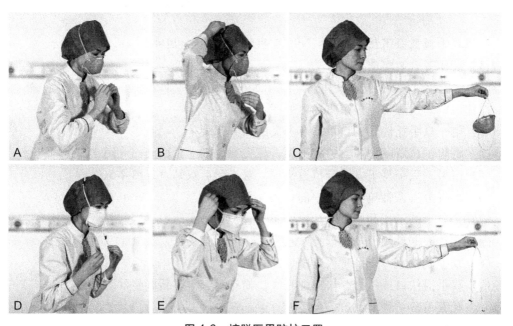

图 4-6　摘脱医用防护口罩

A～C.摘脱拱形医用防护口罩；D～F.摘脱平面型医用防护口罩

（四）适用范围

1. 在发热门诊、收治烈性呼吸道传染病患者的隔离留观病区、隔离病区和隔离重症监护病区区域，应佩戴医用防护口罩。

2. 接触经空气传播或近距离接触经飞沫传播的呼吸道传染病患者时，应佩戴医用防护口罩。

（五）注意事项

1. 不应用一只手捏鼻夹。

2. 医用防护口罩只能一次性使用。

3. 医用防护口罩一般 6～8 小时更换，口罩潮湿后，受到患者血液、体液污染后，应及时更换。

4. 按要求正确佩戴，每次佩戴医用防护口罩进入工作区域之前，应进行密合性检查。

5. 摘脱医用防护口罩时不要接触口罩的前面（污染面）。

6. 摘脱医用防护口罩松紧系带时要轻拉慢放，防止松紧系带回弹。

（谭文辉 刘丽英 刘利敏）

第三节 穿脱隔离衣及一次性防护服

一、穿脱隔离衣（单人）

隔离衣可用于保护医务人员避免受到血液、体液和其他感染性物质污染，或用于保护患者避免受到感染的防护用品。根据与患者或污染物接触的方式选择是否穿隔离衣并选择其型号。

（一）目的

保护医务人员避免受到血液、体液和其他感染性物质污染，防止病原体传播。

（二）用物

布制隔离衣、速干手消毒剂。

（三）操作步骤

1. 穿隔离衣的方法（图 4-7）

（1）操作者着装整洁。

（2）操作环境洁净、宽敞。

（3）操作者手卫生后，选择大小合适的隔离衣。打开隔离衣，检查隔离衣有无破损（图 4-7A）。

（4）右手提衣领，左手伸入袖内，右手将衣领向上拉，露出左手（图 4-7B）。

（5）换左手持衣领，右手伸入袖内，露出右手，勿触及面部（图 4-7C）。

（6）两手持衣领，由领子中央顺着边缘向后系好领带（图 4-7D）。

（7）扎好袖口（图 4-7E）。

（8）将隔离衣一边（约在腰下 5cm 处）渐向前拉，见到边缘捏住（图 4-7F）。

（9）同法捏住另一侧边缘（图 4-7G）。

（10）双手在背后将衣边对齐（图 4-7H）。

（11）向一侧折叠，一手按住折叠处，另一手将腰带拉至背后折叠处（图 4-7I）。

（12）将腰带在背后交叉，将带子系好（图 4-7J、K）。

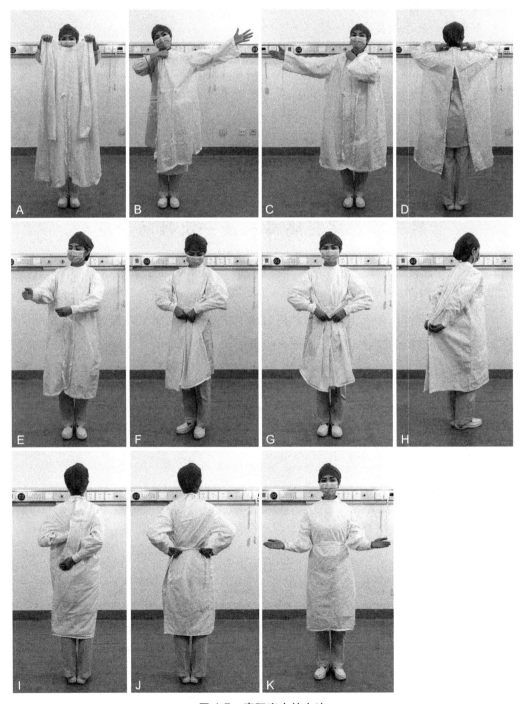

图 4-7　穿隔离衣的方法

2. 脱隔离衣的方法（图 4-8）

（1）手卫生后，解开腰带，在前面打一活结（图 4-8A）。

（2）解开袖带，塞入袖袢内，充分暴露双手，进行手卫生（图 4-8B、C）。

（3）解开颈后系带（图 4-8D）。

（4）右手伸入左手腕部袖内，拉下袖子过手（图 4-8E）。

（5）用遮盖着的左手握住右手隔离衣袖子的外面，拉下右侧袖子（图 4-8F）。

（6）双手转换逐渐从袖管中退出，脱下隔离衣（图 4-8G）。

（7）一手握住领子，另一手将隔离衣两边对齐，污染面向外悬挂污染区；如果悬挂污染区外，则污染面向里；不再使用时，将脱下的隔离衣，污染面向内，卷成包裹状，丢至医疗废物容器内或放入回收袋中（图 4-8H～J）。

（四）适用范围

医务人员在预检分诊、发热门诊，在接触经接触传播的传染病患者、多重耐药菌感染的患者、对患者实施保护性隔离，可能受到患者血液、体液、分泌物、排泄物喷溅时使用普通隔离衣。

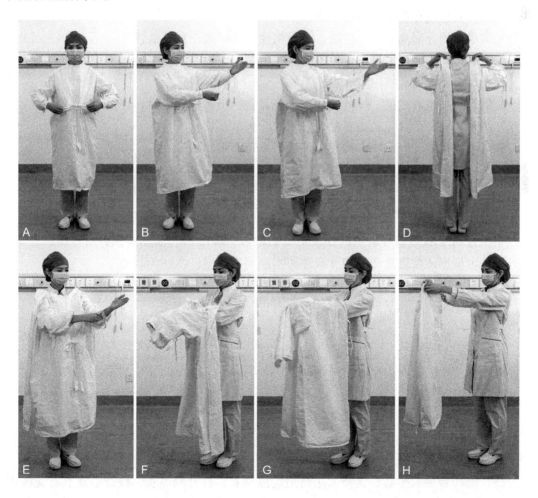

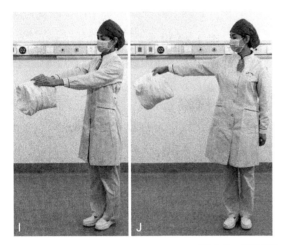

图 4-8　脱隔离衣的方法

（五）注意事项

1. 应按要求正确穿脱隔离衣。

2. 隔离衣只限在规定区域内穿脱。

3. 穿前应检查隔离衣有无破损；穿时勿使衣袖触及面部及衣领。

4. 脱时应动作轻柔，注意避免污染。

5. 发现有渗漏或破损应及时更换。

6. 隔离衣被患者血液、体液、分泌物及其他污染物质污染时，应及时更换。

7. 接触不同传播途径的患者时，隔离衣应进行更换。

8. 可重复使用的隔离衣，按规定消毒后方可再用。

9. 禁止穿着隔离衣离开污染区域。

二、穿脱一次性防水隔离衣（双人）

一次性防水隔离衣可避免医务人员受到血液、体液和其他感染性物质浸湿、污染。医务人员可根据体型选择合适的一次性防水隔离衣型号。

（一）目的

保护医务人员避免受到血液、体液和其他感染性物质浸湿、污染工作服，防止病原体的传播。

（二）用物

一次性防水隔离衣、速干手消毒剂。

（三）操作步骤

1. 穿一次性防水隔离衣（图 4-9）

（1）操作者着装整洁。

（2）操作环境洁净、宽敞。

（3）操作者手卫生后，选择大小合适的隔离衣，打开隔离衣，检查隔离衣有无破损（图 4-9A）。

（4）右手提衣领，左手伸入袖内，右手将衣领向上拉，露出左手（图 4-9B）。

（5）换左手持衣领，右手伸入袖内，露出右手（图 4-9C）。

（6）两手持衣领，由领子中央顺着边缘向后拉，同伴双手接过衣领，帮其将粘扣粘好（图 4-9D）。

（7）同伴帮其将一次性防水隔离衣内侧系带系好（图 4-9E）。

（8）同伴帮其将一次性防水隔离衣外侧系带系好（图 4-9F）。

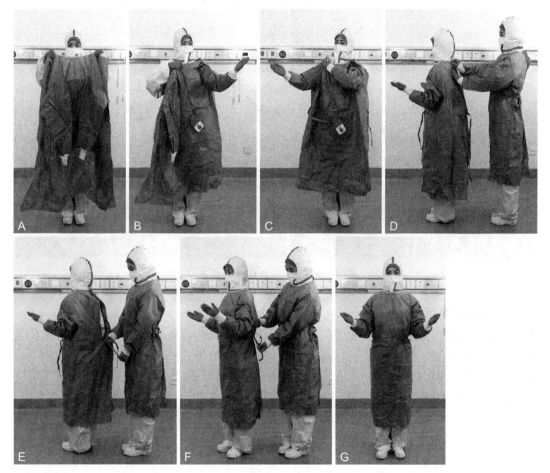

图 4-9　穿一次性防水隔离衣

2. **脱一次性防水隔离衣**（图 4-10）

（1）同伴手卫生后，帮其将隔离衣外侧及内侧系带解开（图 4-10A、B）。

（2）同伴帮其解开颈后粘扣（图 4-10C）。

（3）操作者手卫生后，右手伸入左手腕部袖内，拉下袖子过手（图 4-10D）。

（4）用遮盖着的左手握住右手隔离衣袖子的外面，拉下右侧袖子（图 4-10E）。

（5）双手转换逐渐从袖管中退出（图 4-10F）。

（6）将污染面向里，衣领及衣边卷至中央，脱下一次性防水隔离衣，丢至医疗废物容器内（图 4-10G、H）。

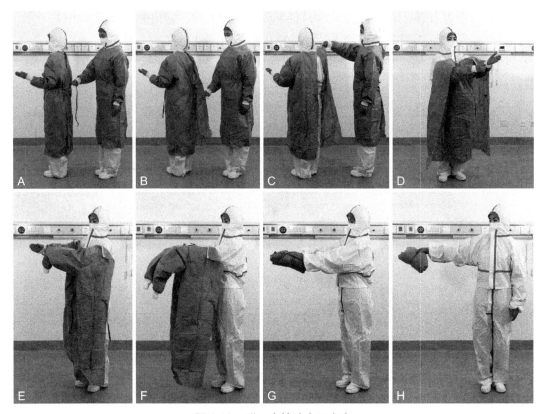

图 4-10　脱一次性防水隔离衣

（四）适用范围

医务人员在可能受到新突发传染病、不明原因传染病患者的血液、体液、分泌物及其他污染物质喷溅、进行复用医疗器械的清洗、尸体处理、环境清洁消毒时，使用一次性防水隔离衣。

（五）注意事项

1. 一次性防水隔离衣如有破损或渗透时，应及时更换。

2. 一次性防水隔离衣应一次性使用，受到明显污染时应及时更换。

3. 操作者在可能受到患者血液、体液、分泌物及其他污染物质喷溅时应规范穿脱一次性防水隔离衣。

4. 禁止穿着防水隔离衣离开污染区域。

5. 此项操作需 2 人或 2 人以上互相协助完成。

三、穿脱医用一次性防护服

防护服是临床医务人员在接触甲类或按甲类传染病管理的传染病患者时所穿的一次性防护用品。应具有良好的防水、抗静电、过滤效率和无皮肤刺激性，防护服应穿脱方便，缝合部分严密，袖口、足踝口应为弹性收口。

（一）目的

保护操作者避免受到血液、体液、分泌物和其他感染性物质污染，防止病原体的传播。

（二）用物

医用一次性防护服、速干手消毒剂。

（三）操作步骤

1. 穿医用一次性防护服的方法（图 4-11）

（1）操作者着装整洁。

（2）操作者选择大小合适的防护服，打开包装，取出防护服，检查防护服有无破损、拉链是否完好（图 4-11A）。

（3）双手抓住防护服的腰部，将防护服的帽子、袖子及裤腿攥在手中，先穿下衣（图 4-11B ~ D）。

（4）再穿上衣（图 4-11E）。

（5）戴好帽子、拉上拉链（图 4-11F、G）。

（6）将拉链锁头按下锁住（图 4-11H）。

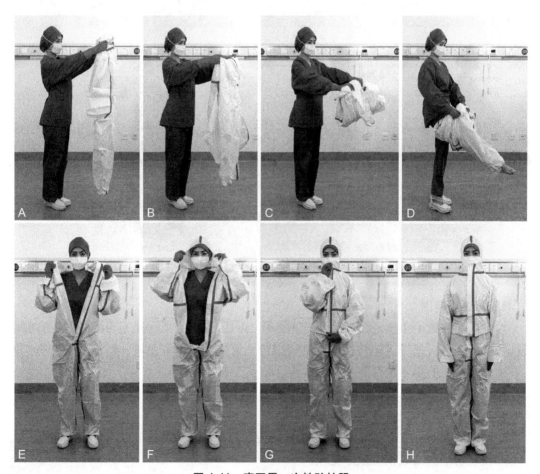

图 4-11　穿医用一次性防护服

2.脱医用一次性防护服（图4-12）

（1）手卫生后，先将拉链拉到底（图4-12A）。

（2）向上提拉帽子，使帽子脱离头部（图4-12B）。

（3）脱袖子（图4-12C）。

（4）由上向下边脱边卷，污染面向里直至全部脱下后丢入医疗废物容器内（图4-12D～G）。

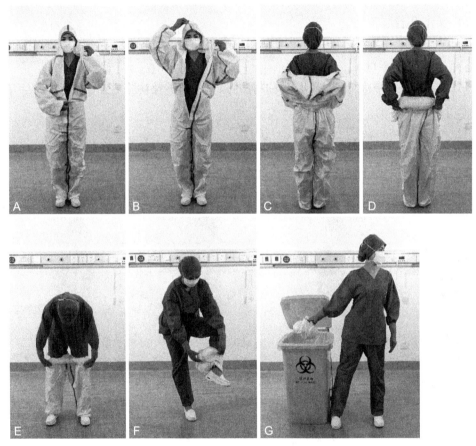

图4-12　脱医用一次性防护服

（四）适用范围

医务人员接触甲类及乙类按甲类管理的传染病患者、传播途径不明的新发传染病患者、接触经空气传播或飞沫传播的传染病患者，可能受到患者血液、体液、分泌物、排泄物喷溅时使用医用一次性防护服。

（五）注意事项

1.防护服只限在规定区域内穿脱。

2.穿前应检查防护服有无破损；穿时勿使防护服碰触地面；脱时应注意避免污染。

3.发现有渗漏或破损应及时更换。

4. 防护服被患者血液、体液、分泌物及其他污染物质污染时，应及时更换。

5. 穿脱防护服需 2 人或 2 人以上同时进行，以方便相互检查、相互帮助。

6. 脱防护服时不脱鞋，以免污染袜子。

（谭文辉　叶雨英　杨轶晶）

第四节　戴摘护目镜、防护面屏、医用正压防护头罩

一、戴摘护目镜

护目镜是可防止患者的血液、体液等具有感染性物质溅入人体眼部的用品。

（一）目的

保护操作者眼部及眼周皮肤黏膜避免受到血液、体液和其他感染性物质污染，防止病原体的传播。

（二）用物

护目镜、速干手消毒剂。

（三）操作步骤

1. 佩戴护目镜（图 4-13）

（1）操作者一只手托住护目镜，另一只手拉紧系带，检查护目镜系带有无松懈（图 4-13A）。

（2）如护目镜完好、无松懈，将系带系于头顶中部，戴上护目镜（图 4-13B）。

（3）使护目镜上沿压住帽子下沿、下沿压住防护口罩上沿（图 4-13C）。

（4）调节舒适度（图 4-13D）。

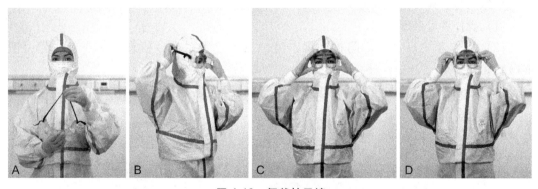

图 4-13　佩戴护目镜

2. 摘脱护目镜（图 4-14）

（1）捏住靠近头部或耳部的松紧系带摘掉（图 4-14A）。

（2）放入回收筐或医疗废物容器内（图 4-14B）。

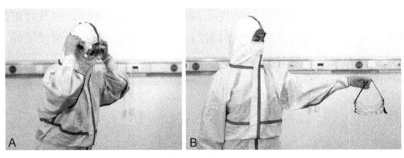

图 4-14　摘脱护目镜

（四）适用范围

医务人员接触可能发生患者血液、体液、分泌物（不包括汗液）、呕吐物、排泄物等喷溅或产生气溶胶操作、近距离接触经飞沫传播的传染病患者时，需佩戴护目镜。

（五）注意事项

1. 佩戴前应检查有无破损，佩戴装置有无松懈。

2. 每次使用后应清洁与消毒。

二、戴摘防护面屏

防护面屏是可防止患者的血液、体液等具有感染性物质溅到人体面部的用品。

（一）目的

保护操作者面部的皮肤黏膜避免受到血液、体液和其他感染性物质污染，防止病原体的传播。

（二）用物

防护面屏、速干手消毒剂。

（三）操作步骤

1. 佩戴防护面屏（图 4-15）

（1）操作者着装整洁。

（2）操作者一只手托住防护面屏，另一只手拉紧系带，检查系带有无松懈（图4-15A）。

（3）如系带无松懈，将系带系于头顶中部，戴上防护面屏（图 4-15B）。

（4）调节舒适度（图 4-15C）。

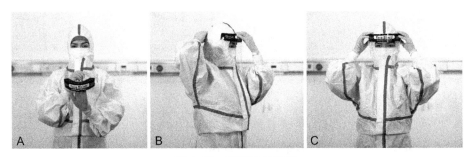

图 4-15　佩戴防护面屏

2. 摘脱防护面屏（图 4-16）

（1）操作者捏住靠近头部或耳部的松紧系带摘掉（图 4-16A）。

（2）丢至医疗废物容器内（图 4-16B）。

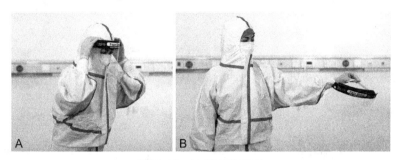

图 4-16　摘脱防护面屏

（四）适用范围

医务人员接触可能发生患者血液、体液、分泌物（不包括汗液）、呕吐物、排泄物等喷溅或产生气溶胶操作。

（五）注意事项

1. 佩戴前应检查防护面屏有无破损，系带有无松懈。

2. 每次使用后应清洁与消毒。

3. 一次性使用的防护面屏使用后应直接丢弃，不再重复使用。

三、戴摘动力送风式正压防护头罩

动力送风式正压防护头罩是一种保护人体呼吸系统安全的防护装备。它主要由头罩、导气软管、锂电池、充电器、腰部固定带、滤罐组成，依靠电动风机来帮助佩戴者呼吸，可有效降低使用者的呼吸负荷，改善使用者的佩戴舒适度，提高使用者的防护可靠性。

（一）目的

保护操作者面部皮肤黏膜避免受到血液、体液和其他感染性物质污染，防止病原体的传播。

（二）用物

动力送风式正压防护头罩、速干手消毒剂。

（三）操作步骤

1. 佩戴动力送风式正压防护头罩（图 4-17）

（1）操作前按说明书要求组装电动风机及滤罐。

（2）按说明书要求检查送风导气软管及送风呼吸系统供气空气流量。

（3）佩戴者将组装好的电机和滤罐自行佩戴在腰间（图 4-17A）。

（4）佩戴头罩（图 4-17B）。

（5）同伴帮其连接管路、打开电源（图 4-17C ～ F）。

（6）互相检查。

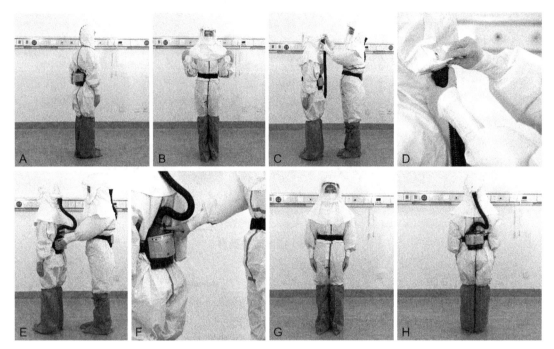

图 4-17　佩戴动力送风式正压防护头罩

2. 摘脱动力送风式正压防护头罩（图 4-18）

（1）同伴手卫生后，帮助其关闭电源（图 4-18A）。

（2）卸下管路，放入回收筐（图 4-18B ～ C）。

（3）佩戴者手卫生后，身体微微向前倾，双手捏住防护头罩下边缘及顶部轻轻摘掉，放入回收筐（图 4-18D ～ E）。

（4）脱掉腰间电源装备，放入回收筐中（图 4-18F ～ G）。

（四）适用范围

医务人员接触、调查处置经空气传播具有极高风险等级传染病疑似病例、临床诊断或实验室诊断病例的大量血液、体液、分泌物（不包括汗液）、呕吐物、排泄物等，产生气溶胶操作等时，需佩戴动力送风式正压防护头罩。

（五）注意事项

1. 使用前检查电池及通风管路，按要求组装电机、滤罐；使用后的电机、通风管路和头罩按要求分类放置，进行消毒。

2. 要求 2 人或 2 人以上完成此项操作，以便互相检查。

3. 如遇头罩外表面污染，应立即退出工作区域，按照流程进行清洁和预消毒，并严格按照流程摘脱，避免沾染，密封转运至消毒供应中心进行彻底清洁和消毒。

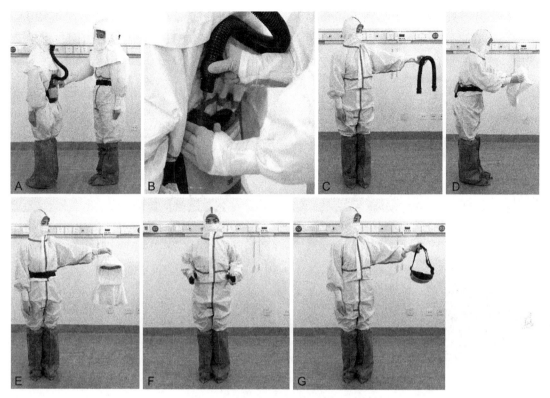

图 4-18　摘脱动力送风式正压防护头罩

（谭文辉　甄　诚　杨轶晶）

第五节　戴脱手套及穿脱鞋（靴）套

一、戴脱手套

医务人员应根据不同操作的需要，选择合适种类和规格的手套。

（一）目的

保护操作者手部的皮肤避免受到血液、体液和其他感染性物质污染，防止病原体通过手传播疾病和污染环境。

（二）用物

乳胶手套、速干手消毒剂。

（三）操作步骤

1.戴无菌手套（用于进行无菌操作）（图 4-19）

（1）操作者着装整洁。

（2）操作环境洁净。

（3）操作者选择合适大小的手套，打开手套包，掀起口袋的开口处（图 4-19A）。

（4）另一只手捏住手套翻折部分（手套内面）取出手套，对准五指戴上（图4-19B）。

（5）掀起另一只口袋，已戴着无菌手套的手指插入另一只手套的翻边内面，将手套戴好。然后将手套的翻转处套在工作衣袖外面（图4-19C、D）。

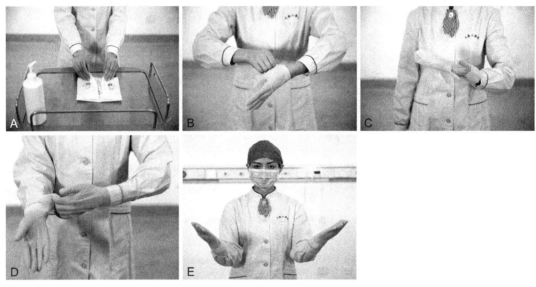

图 4-19　戴无菌手套

2. 戴清洁手套（用于非无菌操作）（图4-20）

（1）操作者选择合适大小的手套，打开手套包，取出乳胶手套，向里灌入空气，捏紧手套边缘向里挤，检查手套有无漏气（图4-20A、B）。

（2）如手套无漏气，可对准五指戴上手套，并将袖口扎于手套内（图4-20C、D）。

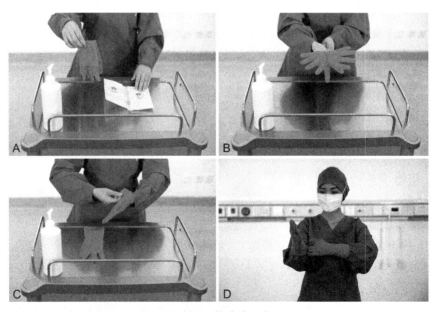

图 4-20　戴清洁手套

3. 脱手套（适用于脱无菌手套及清洁手套）（图 4-21）

（1）用戴着手套的手捏住另一只手套污染面的边缘将手套脱下（图 4-21A）。

（2）戴着手套的手握住脱下的手套，用脱下手套的手捏住另一只手套清洁面（内面）的边缘，将手套脱下（图 4-21B、C）。

（3）用手捏住手套的里面丢至医疗废物容器内（图 4-21D）。

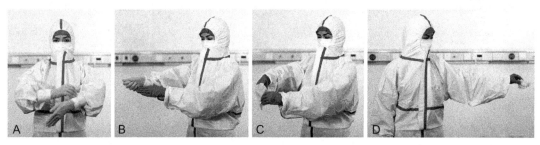

图 4-21　戴脱清洁手套的方法

（四）适用范围

1. 操作者在接触患者的血液、体液、分泌物、排泄物、呕吐物及污染物品时，应戴清洁手套。

2. 操作者在进行手术等无菌操作、接触患者破损皮肤、黏膜时，应戴无菌手套。

3. 禁止戴手套离开诊疗区。

（五）注意事项

1. 操作者在进行操作时，根据不同的需要，选择合适种类和规格的手套。

2. 诊疗护理不同的患者之间应更换手套。

3. 操作完成后脱去手套，应按规定程序与方法洗手，戴手套不能替代洗手，必要时进行手消毒。

4. 操作时发现手套破损时，应及时更换。

5. 应正确戴脱手套。

6. 一次性手套应一次性使用。

二、穿脱鞋（靴）套

（一）目的

1. 保护操作者工作鞋、袜，避免其受到患者血液、体液和其他感染性物质污染。

2. 保护环境清洁，防止病原体的传播。

（二）用物

一次性靴套、速干手消毒剂。

（三）操作步骤

1. 穿鞋（靴）套（图 4-22）

（1）将鞋（靴）套最大限度撑开（图 4-22A）。

（2）把穿有工作鞋（靴）的脚伸入鞋（靴）套内，避免双手碰触鞋底（图 4-22B）。

（3）整理好鞋（靴）套，将鞋面包裹在内（图 4-22C）。

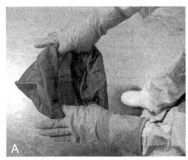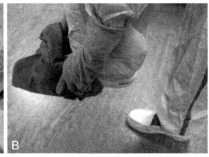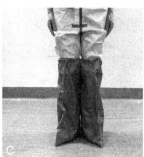

图 4-22　穿鞋（靴）套

2. 脱鞋（靴）套（图 4-23）

（1）双手从边缘处捏住靴套的外面，轻轻向下翻卷，避免碰触到靴套里面的防护用品（图 4-23A、B）。

（2）翻卷至脚踝处，一只手从脚后跟处捏住靴套，轻轻脱去，避免双手碰触鞋底及鞋面，丢至医疗废物容器内（图 4-23C、D）。

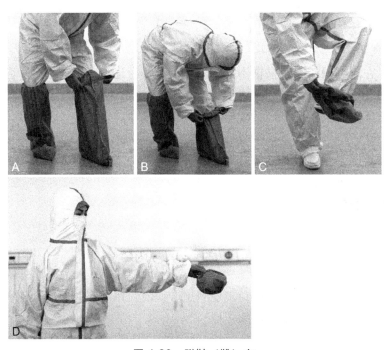

图 4-23　脱鞋（靴）套

（四）适用范围

1. 从潜在污染区进入污染区时。

2. 从缓冲间进入负压病房时。

（五）注意事项

1. 鞋（靴）套应具有良好的防水性能，并一次性应用。

2. 应在规定区域内穿鞋（靴）套，离开该区域时应及时脱掉。

（叶雨英　吴　丹　王婉雪）

第六节　穿戴、摘脱防护用品流程

医务人员应经过专门的培训，掌握正确的防护技术，方可进入隔离病区工作。严格按照防护规定着装，不同区域应穿戴不同的防护用品，且必须按流程穿脱防护用品。

一、穿戴防护用品流程

（一）目的

1. 保护操作者避免传染性疾病的危害。

2. 保护医务人员及患者，防止交叉感染和传染病扩散，切断传播途径。

（二）用物

1. 防护用品：一次性帽子、医用防护口罩、工作服、工作裤、工作鞋、医用一次性防护服、护目镜／防护面屏/电动送风式正压防护头罩、双色双层手套、靴套。

2. 速干手消毒剂。

（三）操作步骤（图 4-24）

1. **清洁区进入潜在污染区**　操作者由清洁通道进入更衣间，更换工作时专用内衣，更换拖鞋；在清洁区与潜在污染区之间的缓冲区内戴帽子、医用防护口罩，穿工作服、工作裤及工作鞋，进入潜在污染区。

2. **潜在污染区进入污染区**　进污染区前，在潜在污染区与污染区之间的缓冲区内穿防护服，戴护目镜或防护面屏或电动送风式正压防护头罩（全面型呼吸防护器），戴手套，穿靴套，进入污染区。

为患者进行吸痰、气管切开、气管插管等操作，可能被患者的分泌物及体内物质喷溅的诊疗护理工作前，应戴全面型呼吸防护器或电动送风式正压防护头罩。

（四）注意事项

1. 穿戴防护用品时至少 2 人或 2 人以上同时进行，以方便相互检查、相互协助。

2. 严格按照区域流程，在不同区域，穿戴不同的防护用品。

3. 医用防护口罩能持续应用 6～8 小时，遇污染或潮湿应及时更换。

4. 操作者接触多个同类传染病患者时，防护服可连续应用。

5. 接触疑似患者，每位患者之间应更换防护服、手套。

6. 防护服被患者血液、体液、污物污染时，应及时更换。

7. 戴医用防护口罩或全面型呼吸防护器应进行面部密合性试验。

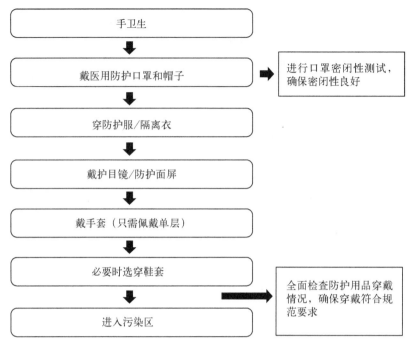

图 4-24　穿戴防护用品流程

二、摘脱防护用品流程（图 4-25）

（一）目的

同"穿戴防护用品"。

（二）用物

1. 速干手消毒剂。

2. 医疗废物容器、污物回收容器。

（三）操作步骤

1. 污染区进入潜在污染区前　诊疗、护理工作结束后，在病房外缓冲间手卫生后摘手套，手卫生后摘护目镜或防护面屏或电动送风式正压防护头罩，手卫生后脱靴套，手卫生后脱防护服，并将摘脱下来的防护用品按要求分别放置在相应的容器内，防护服、靴套污染面朝内卷好再放入带盖的医疗废物容器内。手卫生后，经病区外走廊回到潜在污染区的医护办公室，洗手和（或）手消毒（必要时重新戴手套）。

2. 潜在污染区进入清洁区前　下班前，在潜在污染区与清洁区之间的缓冲间内洗手和（或）手消毒，脱工作服、工作裤，手卫生后摘医用防护口罩，手卫生后摘帽子，并将摘脱下来的防护用品按要求分别放置在相应的容器中，更换拖鞋，洗手和（或）手消毒后，进入清洁区。

3. 离开清洁区　洗手，脱下上班专用内衣，沐浴、更衣后离开。

（四）注意事项

1. 严格按照区域流程，离开时在不同区域按要求摘脱，不得颠倒摘脱顺序。

2. 正确处理使用后的物品，在丢弃医疗废物时应注意，应轻踩轻放、背对医疗废物容器（图 4-26）。

3. 离开隔离区前应对佩戴的眼镜进行消毒。

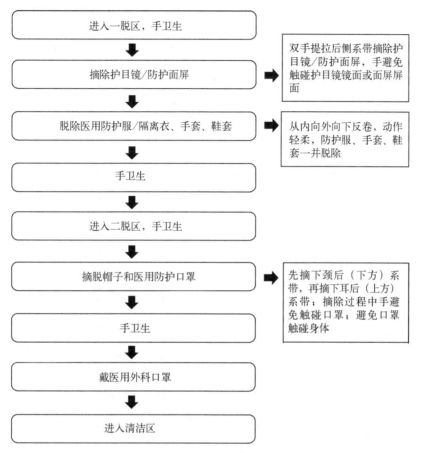

进入一脱区，手卫生	
↓	
摘除护目镜/防护面屏	→ 双手提拉后侧系带摘除护目镜/防护面屏，手避免触碰护目镜镜面或面屏屏面
↓	
脱除医用防护服/隔离衣、手套、鞋套	→ 从内向外向下反卷，动作轻柔，防护服、手套、鞋套一并脱除
↓	
手卫生	
↓	
进入二脱区，手卫生	
↓	
摘脱帽子和医用防护口罩	→ 先摘下颈后（下方）系带，再摘下耳后（上方）系带；摘除过程中手避免触碰口罩；避免口罩触碰身体
↓	
手卫生	
↓	
戴医用外科口罩	
↓	
进入清洁区	

图 4-25　摘脱防护用品流程

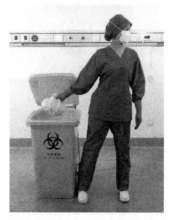

图 4-26　丢弃医疗废弃物时，轻踩轻放、背对医疗废物容器

（谭文辉　张丽娜　贾红军）

主要参考文献

[1] 张秀，张昕，孙玉梅 . 传染病护理实用手册 . 北京：人民军医出版社，2017：6-13.

[2] 崔燕萍，于丽莎 . 现代传染病护理学 . 北京 : 人民军医出版社，2011: 564-571.

[3] 卫生部医院感染控制标准专业委员会 . 医院隔离技术规范：WS/T 311—2009. 中华医院感染学杂志，2009, 19(13): Ⅳ - Ⅷ .

[4] 李六亿，巩玉秀，张流波，等 . 经空气传播疾病医院感染预防与控制规范：WS/T511—2016. 中国感染控制杂志 , 2017, 16(5):490-492. DOI:10.3969/j.issn.1671-9638.2017.05.23.

[5] 国家卫生健康委办公厅 . 医疗机构内新型冠状病毒感染预防与控制技术指南 (第一版). 中国感染控制杂志 , 2020, 19(2):189-191. DOI:10.12138/j.issn.1671-9638.20206152.

[6] 国家卫生健康委办公厅 . 医疗机构内新型冠状病毒感染预防与控制技术指南 (第二版). (2021-04-06)[2021-05-10].http://www.nhc.gov.cn/yzygj/s7659/202104/f82ac450858243e598747f99c719d917.shtml.

[7] 国务院应对新型冠状病毒肺炎疫情联防联控机制综合组 . 医疗机构内新型冠状病毒感染预防与控制技术指南 (第三版). (2021-09-08) [2021-09-13].http://www.nhc.gov.cn/xcs/gzzcwj/202109/c4082ed2db674c6eb369dd0ca58e6d30.shtml.

第 5 章

新突发传染病隔离病房的应急转换

当新突发呼吸道传染病暴发时，临床收治医疗单元必然面临病房应急转换的问题。新突发呼吸道传染病疫情期间，医院收治患者最根本的目标是在确保患者得到规范诊治的情况下，力保医护人员零感染，防止疫情扩散。收治期间由于患者性质的不同，临床工作的展开与平素不同，主要体现在以下几个方面：①病房硬件需要重新设置，物资准备要科学、周密、充分；②由于收治患者的传染性强、收容压力大等，导致工作流程需要优化；③医护人员防护变得烦琐、复杂，需要培训，将其规范化。笔者在总结收治SARS、新冠肺炎等展开策略的经验基础上，结合新突发呼吸道传染病人群普遍易感、聚集性发病、无特效药物治疗及缺乏疫苗有效预防等特点，在病房重置、临床诊疗流程优化等方面进行经验总结，为新突发传染病的收治提供参考。

一、病房设置的科学转换

病房平时是收治一般患者或普通传染病患者的病房设置。参考 SARS 及新冠肺炎防治经验，在收治新突发呼吸道传染病患者时须立刻进行病房设置的转换，确保 3 个功能区域（清洁区、潜在污染区、污染区）划分明晰，同时要兼顾气流、物流、人流对防疫工作造成的影响，其次要兼顾工作区功能性展开的便捷性及高效性。如果有条件，最好建负压病房，在污染区的病房墙面上，建双层玻璃的窗口，减少工作人员感染的机会。

1. 分区清楚，缓冲到位　收治新突发呼吸道传染病患者时要确保清洁区、潜在污染区、污染区的界限清晰，所有防护措施及诊疗工作须根据 3 个分区性能展开。其次设置 4 个缓冲间，分别是第一、第二、第三、第四缓冲间。第一、第二、第三缓冲间为进入潜在污染区路线，第四缓冲间为走出污染区路线，充分发挥缓冲作用（图 5-1）。

2. 蛇形出入，防风直冲　从洗漱间出来后，所有进出路线基本保持蛇形路线，防止空气对流。所有病区的门在没有物流或人流的情况下均处于关闭状态，同时做到随手关门。进门及出门决不允许同时打开，防止出现对流直冲的情况，避免污染的空气进入下一个空间（图 5-2）。

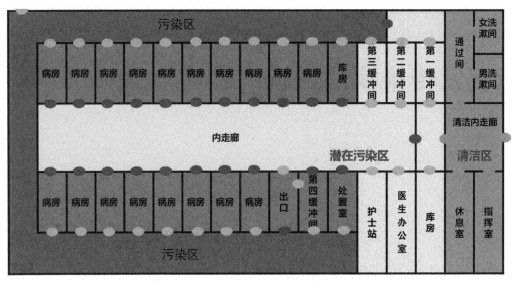

● 可打开通道　● 封闭通道　■ 清洁区　■ 潜在污染区　■ 污染区

图 5-1　新突发呼吸道传染病病房基本设置

进病房路线：通过间→第一缓冲间→第二缓冲间→第三缓冲间→污染区病房。

出病房路线：污染区病房→第四缓冲间→出口→内走廊→第二缓冲间→第一缓冲间→通过间。

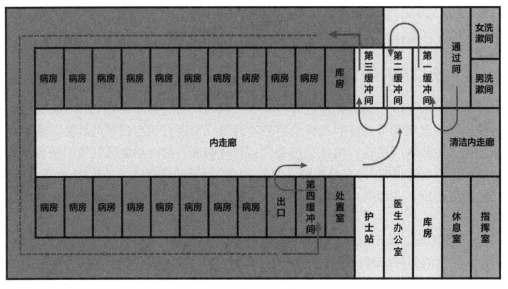

图 5-2　进出病房路线

3. 严格密封，防止污染　呼吸道传染病主要通过空气或飞沫传播，新突发呼吸道传染病在未明确具体传播途径时，优先按经空气或飞沫传播疾病预防和控制，防止污染区空气污染是病区设置的关键所在，因此 3 个分区之间的隔离带门窗必须严格用胶条进一步密封（图 5-3）。

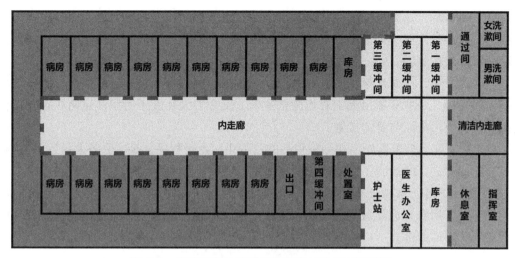

图 5-3　病房应急转换设置需要密封的门窗示意图

注：虚线处表示需要用胶条密封的门窗

二、防护流程的培训和规范

防护流程从进入病区开始严格落实，医护人员每到一个区域，均须按照该区域的要求进行相应的防护并展开工作。按照进入及走出病房的路线做好引导标识，标明规定的防护动作（图 5-4），并按照相关文件执行分级防护管理，同时应重视后勤保障人员的防护培训，特别是进入病区保洁人员的培训工作。需要强调以下 4 点。

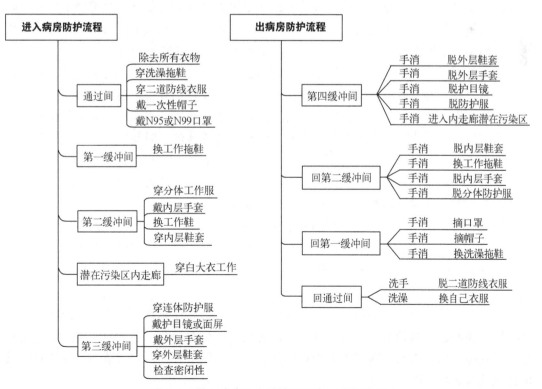

图 5-4　进入病房及出病房过程中的防护流程

1. **穿戴认真，注意检查** 所有穿戴用品在启用前均须检查物品是否合规，防止出现破损、松懈、配件遗失等情况。穿戴好后检查是否合格，比如戴好医用防护口罩后需进行面部密合性试验等。

2. **摘脱轻缓，注意反弹** 所有穿戴用品在撤离摘脱过程中均要动作轻缓，防止沾染的病原体飞扬。一些穿戴用品上有橡胶松紧带，反弹力大，脱下时须注意防止橡胶带松紧反弹，避免污染面与身体接触。

3. **先穿后脱，后穿先脱** 在穿戴用品的过程中，由于程序复杂，医务人员容易混淆，但只要牢记"先穿的后脱，后穿的先脱"原则，一般不会混乱。

4. **随时手消，垃圾轻放** 在走出病房过程中，每一步分解动作前均须进行手消毒，防止手污染。所有存放垃圾的动作均须轻轻放入垃圾箱，同时面部不能对着垃圾箱，防止污染空气对冲面部。

三、工作流程的优化

收治新突发呼吸道传染病患者的临床诊疗流程与一般患者不同，体现在以下方面：①病史采集、查房等受时间限制，应尽量高效统筹完成，避免和患者同处一室时间过长，增加感染机会，因此可远程采集的信息尽量远程无线联络。②采集的病史及查房的信息结果无法将记录带出污染区进行整理，完成病案文书记载，因此只能应用手机录音或电话联络记录，也可以开发新产品提高工作效率。③诊治的所有措施需要进出不同分区时均存在时间延迟，因此有必要进行部分基数备药或护理单元自行摆药，确保治疗及时和送药统筹安排。总之，在工作流程优化方面尽量做到高效完成任务、提前统筹出入，防范医疗措施延迟实施、避免物资耗材、人员体力消耗及反复出入等。由于工作流程的变更，我们要善于提出创新举措，进一步提高工作效率，提高防护能力。

1. **无缝对接** 从患者入院到出院，须事先筹划好每一个环节，做到无缝对接，否则在实施过程中易导致工作混乱，出现差错。例如由发热门诊事先通知科室，患者入院时要知晓患者的病情、诊断、流行病学特征、是否携带病情简卡等，然后按照初步信息进行病房设置，防止患者入科时路线混乱。收到患者具体到科时间后，护士应提前至少10分钟穿防护服进入污染区，准备收治。护士接患者应做好入院教育，询问并记录每位患者的基本病情，及时反馈给医师，医师做好记录。医师进入污染区接诊患者，初步拟定诊疗方案，及时反馈给护士，护士做好医嘱执行准备。

2. **入院告知** 由于收治新突发呼吸道传染病患者特殊，患者需要知晓的内容很多，可通过远程实现入院告知。预先制作入院告知书，通过无线传输给患者，实现入院宣教高效、便捷、明晰。如病史的详细补充、患者的联络方式、患者自身防护要点等。

3. **诊疗规范** 虽然不能按照收治普通传染病患者的诊疗流程进行诊治，但诊治过程中的医疗核心制度必须落实到位，同时要及时查看该病的最新诊疗指南，按照指南及专家组意见拟定医疗方案。病情进展须观察仔细，做好气道管理，对病情加重的患者应及时提交疑难病例讨论。

4.标本采集　收治新突发呼吸道传染病患者的关键工作之一是病原标本的采集，一方面是采集对护理人员感染的风险防范需要培训，并加强防护；另一方面在于采集标本的规范程度影响检测结果，需要标准化。

5.出院告知　预先制作好出院告知，明确患者出院流程，例如，出院如何结账、离院路线、防护要求、出院后病情观察、出院后隔离要求、出院后的随访等。

6.转科流程　当患者出现病情变化时，例如，疑似病例转确诊病房、转 ICU、到辅诊科室进行辅助检查等，需要完善科学的转运路线、陪同人员、防护要求等。

7.日常消毒　包括清洁区、潜在污染区、污染区的空气、物表及患者出院的终末消毒等，感染控制科需要对全体医务人员及保洁人员进行规范培训及监督。

8.物资清点　开科时的物资准备要充分，以免在开科后反复进入污染区补充物资。另外要考虑到医护人员的防护物资、患者的生活物资及产生的垃圾等容量情况，每天要及时清点物资消耗，及时补充物资，确保正常医疗活动的持续开展。

科主任要时刻关注诊疗指南的更新，在调整治疗方案的同时，与兄弟科室及时联络，确保传染病报卡、物资接收、辅诊科室检查等其他工作的顺利开展。护士长应在物资准备、物资报领、日常消毒等方面的监督工作中发挥重要作用。

四、创新举措的应用

1.人文关怀，远程联络　科室接收患者前需要在每个病房设立温馨提示，并提供微信二维码，有非紧急特殊事情可通过微信与科室医务人员联络，但需要注意保护医疗隐私，防止信息泄露。建议在微信联系过程中不要提及保密相关问题，另外科室仅用 1 个微信号与患者联络，可实现相关问题溯源。科室设置对讲机，方便 3 个区域的人员能及时沟通。

2.协作陪伴，监督互助　针对面临收治新突发呼吸道传染病患者对医务人员造成的心理危机，在排班上，考虑任务完成的情况下兼顾医务人员的心理感受。在人员充足情况下或早期尽量双人班，克服心理压力。同时，在尚不熟悉流程的情况下，相互帮助、相互监督。

3.人流物流，统筹安排　为减少人员出入及不同患者出入病房交叉感染，在安排患者入院、出院、转科时，应注意统筹安排时间，每日尽量先安排出院，再安排入院及转科。医师查房时尽量先安排查看疑似患者，后查确诊患者。药品可以根据疫情基本情况设立基数备药，机动灵活地展开配药方式。患者送餐时间，尽量安排在护士交接班时，护士入病房时顺带送入，可减少反复出入病房的次数，也可防止餐饮变凉等。

4.组织架构，全面对接　临床科室工作的展开需要机关协调指挥及各兄弟科室的协作（图5-5），要搞好与协作科室的合作，一方面能及时高效地完成各种报表，另一方面能快速得到兄弟科室的友好帮助，精准完成各种医疗任务。

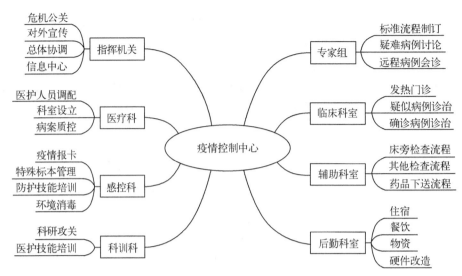

图 5-5　疫情控制中心组织架构示意图

（朱　冰　游绍莉　张雪瑶）

主要参考文献

[1] Huang C L, Wang Y M, Li X W, et al. Clinical features of patients infected with 2019 novel coronavirus in Wuhan, China. The Lancet, 2020, 395(10223): 497-506. Doi: 10. 1016/ S0140-6736(20)30183-5.

[2] 靳英辉，蔡林，程真顺，等. 新型冠状病毒 (2019-nCoV) 感染的肺炎诊疗快速建议指南 (标准版). 解放军医学杂志，2020, 45(1): 1-20.

[3] 徐明川，张悦. 首批抗击新型冠状病毒感染肺炎的临床一线支援护士的心理状况调查. 护理研究，2020, 34(3): 368-370.

[4] 张宏雁，宋彩萍，毛青，等. 埃博拉诊疗中心整合式病房工作模式的设计. 中国医院管理，2015, 35(5): 12-14.

[5] 杨莘，李淑迦，花蕾，等. 综合医院建立 SARS 病房的组织与管理. 中华护理杂志，2003, 38(7): 545-546.

[6] 何耀，邢玉斌，钟光林，等. SARS 医院感染的流行病学和预防控制措施研究. 中华医院感染学杂志，2003, 13(7): 601-604.

第 6 章

呼吸道传染病隔离病区医疗处置流程的优化

单位收治新突发呼吸道传染病确诊或疑似患者时，病区是疫情医疗处置的一线及关键部位，医护人员及病区患者均处于封闭状态，工作开展一方面需要密切合作，另一方面交叉感染风险较高。因此，在提高诊疗效率的同时，必须做好特殊环境下的医疗防护。在遵循医院系列相关制度规定情况下，要根据具体情况制订及落实系列处置优化流程。

一、相关制度及组织结构的完善

收治新突发呼吸道传染病患者时，病区所有医护人员基本与外界隔离，内部组织结构制订及制度的建设必须提前完成，这是确保顺利完成医疗工作任务的关键。制度的建立坚持救治第一、质量至上；坚持化繁为简、务求侧重；坚持无缝连接（分诊、救治、检查、信息、防护等环节），不留死角。力求提高救治成功率，达到零感染，同时强调信息数据收集报送的及时性、准确性、保密性。

1. 组织机构建设　基于平战结合，与平时病区管理基本类似，但侧重重组与感染管理。因为病房工作人员通常从全院各科室或各大医院抽调人员进行临时组建，需要建立临时党支部或党小组，突出党支部的战斗堡垒作用。在召开会议时，做好会议记录，并注意及时性、保密性、科学性（聚集开会注意防护问题）。所有人员因为可能相互缺乏了解，需要大局观念及个人经验相结合。

2. 核心制度落实　在遵循医院总的指导方针情况下，建立完善值班制度、交接班制度、查房制度、学习制度、会诊制度、保洁制度、转运制度、保密制度、培训制度、消毒隔离制度、防护监察制度等，严格按照相应规章制度执行，一方面确保医疗救治任务的优质完成，另一方面确保避免交叉感染。

3. 操作流程标准化　标准化操作流程（standard operation procedure，SOP）用来指导和规范日常诊疗工作，尤其在呼吸道传染病的诊治过程中更能起到强化管理的作用。建立以医护人员为核心的标准化管理小组，制订个人防护 SOP、患者入院护理 SOP、传染病病例报告 SOP、外出检查 SOP、转运 SOP、患者样本采集 SOP、人员暴露 SOP、常规消毒 SOP、终末消毒 SOP、垃圾处理 SOP 等。

管理小组对所有 SOP 在开科前进行周密演推，复核相应 SOP 的准确性，并在实际工作中不断进行总结、讨论并优化改进及更新，达到高效、简洁、规范的效果，确保

SOP 符合最新指南共识及管理要求,提高整体工作效率及防护安全性。

二、科室全员人员的培训

全体医护人员包括保洁人员入科前必须经过严格的培训,考核合格后才能入科。

培训主要包括以下几个方面。①规章制度培训:医院及卫生部门制定的一系列相关管理规章制度是入科前需要学习的首要内容,严格按照规定执行。②防控知识培训:全体人员均需要接受感染防控知识培训,提高防控意识,强调监察机制的管理,个人防护到位才能全员安全。③医疗流程培训:培训一线医师、护士,使其知晓各自岗位的工作内容和职责,并按照 SOP 进行培训及严格考核,尤其是涉及可能会接触到传染源、病原体的步骤,必须反复强化检查。④诊疗方案培训:对上级卫生部门发布的诊疗方案更新内容进行及时培训与学习,调整患者诊疗方案,提高救治成功率。⑤保洁人员培训:保洁人员是维护病房环境卫生和处理患者废弃物的实施者,管理不善最易成为医院感染的环节。保洁人员文化层次相对较低,接受培训能力相对较差,缺乏医学专业知识,对其开展培训时需要格外耐心及认真,防护培训及医疗废物处置培训需要反复进行。⑥心理应激培训:突发公共卫生事件处置过程中医护人员的负性心理特征非常显著,主要表现为焦虑、恐惧、紧张等,可利用心理压力量表等进行评估,必要时对工作人员进行心理疏导及治疗。同时,培训医护人员加强对住院患者心理状态的观察,学习相应心理疏导的方法,有助于提高医疗护理服务质量。⑦信息管理培训:为降低医护人员感染风险及职业暴露,合理利用病房原有医疗设备和通信设备,培训医护人员充分利用对讲机、手机等电子化设备进行信息化管理,不仅可以减少医护人员的劳动强度、防护用品的消耗,还能提高诊疗效率,提供人文关怀等。

三、病房设置的调查复核

制定完善的制度及完成相应的培训后,在收治患者前还要完成一项重要的任务,即是对病房设置的科学性进行现场调查和复核。一是三区划分的合理性,二是三区界线的密封性,三是医护人员行动轨迹的科学性(以上三个方面的相关内容参考相关章节)。

除了对病房设置科学性进行复核外,强调开科前对其他设施、配件要进行复核:①防护设备到位,包括个人防护用品供给、病区保暖设备配备等;②药品基数配备,保证患者紧急抢救的用药及不必要的反复出入病房取药;③引导标识准确,医护人员及患者通道、各个缓冲间区域的标识提示及箭头均要反复核对,保证实际工作中不能出现顺序错误,防护失误;④通信设备有效,设置对讲机通用频道,创建医护沟通微信账号及平台,例如开科前在每一个病房张贴一张二维码,该二维码由保密专用手机与患者可进行远程无线沟通,包括餐饮配送、患者私人物资传输、心理指导等。

四、诊治护理优化流程

(一)办理入院环节

收治新突发呼吸道传染病患者时,患者入院方式与平时有较大差异,需要在流程上注意以下几个方面。①绘制入院流程图：运用流程管理，基于信息化技术支撑，再造入院服务优化流程。患者在门诊经缴费、信息录入后由门诊工作人员通过专用通道引领患者入院，注意信息再次确认。②科学安排床位：对预收治患者，提前根据门诊诊断区分好疑似患者或确诊患者，分批收治，合理安排床位，不能进入病房后再重新安排患者病房，折返出入病房，导致防护不合格及增加消毒工作量。③合理配送物资：患者私人物品及餐饮等需要科学安排接送，避免家属反复送物品，导致医护人员反复出入病房，增加工作量及感染风险。

（二）病房诊治流程

1. **收治患者流程**　办公护士收到门诊入院信息后进行审核并根据患者流行病学资料、诊断、病情等安排床位号→通知隔离病房准备接收患者→收到患者具体到科时间，医师护士提前至少 10 分钟穿防护服进入污染区，准备收治→患者在门诊护士陪同下通过患者通道到达指定床位，与病房护士进行交接→病房护士接患者并做好入院教育→医师接诊患者进行问诊及查体，评估患者病情→医师回半污染区开具医嘱→护士执行医嘱。

2. **结构化病历建立**　将所有病历文本内容格式化成若干元素的组合，使医护人员可以快速按照规范化语言完成规定要素的病历书写。①可有效提高书写病历的时效性，缓解收治高峰患者的积压，减少交叉感染的概率。②根据呼吸道传染病不断变化的流行病学特征及时调整结构化病历元素，提高临床医师对患者流行病学史采集的水平，加强对无症状感染患者的甄别能力。③在医院提取数据进行研究分析时，可对患者的流行病学史调查分析、临床诊疗、疫情分布规律研究等方面提供信息支撑。结构化病历中注意事项为：强调标准化流行病学史采集内容；体格检查中着重对患者呼吸系统相关体征进行描述；结合疾病诊断特点，增加辅助检查中相应结果记录，例如，血常规、C 反应蛋白、胸部 CT 结果；出院记录中增加患者居家隔离医学观察期限，不适随诊等相关要求。

3. **配药与输液**　收治新突发呼吸道传染病患者时，护士穿戴多层防护装备后，密封严实，且佩戴眼罩、面屏影响感官，医嘱审核、打印、输液标签粘贴等流程与平时有差异，应根据实际情况制订优化流程，减少护士执行医嘱的难度和出入污染区频度。优化流程包括：①在隔离区外就近设置专用配药区域，将配药环节外移至隔离区外的清洁区域，此区域护士无须穿戴全套个人防护装备，节省物资，核对、摆药、配药等环节操作难度降低，效率增加。②统筹安排医师的医嘱，根据医嘱的紧急性科学安排顺序，连续多组输液时，备注药物输注顺序。③将配制好的药液放置在专用药箱，置于过渡区临时药液摆放处，联络隔离区内负责输液的护士，及时实施输液。④为病房医护人员配备掌上电脑（PDA），提高工作效率，隔离区内的护士按照标签顺序应用 PDA 及时执行输液任务。⑤面屏或护目镜的使用会使医护人员视野受限，通过改良药物标识标贴，增大患者床号及姓名字体，加粗加黑，可以方便护士辨识与核对，并配合 PDA 扫描二维码，保证患者用药安全。

4. **转运或外出检查**　注意事项包括以下几点。①转科或外出检查的患者佩戴外科口罩、穿一次性鞋套，患者随身携带物品用黄色袋子密封，随患者一起转运。②转运或检查前需告知相关科室，做好交接准备并做好防护。有基础病、过敏史、特殊身份的患者要详细交接。病情危重者，详细交接患者生命体征、治疗情况等。③需要设立专用转运路线及检查路线，设置标识，并由专人护送，尽量避免经过人员密集区域，并在转运前清空沿路无关人员。

5. **心理指导**　不管是疑似或确诊患者，都会因为封闭管理及对疾病的未知，容易出现心理应激下的心理障碍。查房中注意关注患者的心理变化，及时予以心理指导或治疗，必要时请心理医师介入。

6. **出院及随访**　当患者病情符合出院标准时，医师下达出院医嘱，告知患者并对患者进行出院宣教，包括居家隔离、病情观察、用药方法、康复锻炼、随访要求等。可以通过二维码与医务人员保持联系，以便观察病情变化及随访。出院时患者更换清洁衣物并尽可能减少携带不必要个人用品出院。将患者携带物品根据不同种类，按照相应方式进行消毒再携带出院。在医务人员指导下，戴好外科口罩、穿好一次性鞋套，通过病区外走廊专用通道出院。

五、科研工作

在新突发传染病出现时积极开展科研工作是病区完成医疗任务的重要部分，在开展科研工作时注意以下几个方面。①保密：所有相关患者信息，包括患者病情等均注意保密，不能外泄，文章发表需单位相关部门审批才能对外发布。②标本留取：留取患者标本时会增加护士工作量，更重要的是增加感染风险，需要精简。标本留取需要通过医学伦理要求，另外，研究标本（血液、痰液、尿便等）的留取需要规范流程，必须上报病区负责人与相关部门对接确认后才能实施。③留取数据：开展科研工作需要前瞻性设计完善，确保信息的准确性和完整性。另外，数据的留取尽量是电子数据，纸质版材料不经过消毒不能随意带出病区。

（吕　飒　游绍莉　涂　波）

主要参考文献

[1] 薄琳，陈文秀，赖小星，等. 标准作业程序在老年病房急性呼吸道传染病防控中的应用. 中国护理管理，2021, 21(04): 600-607.

[2] 文永思，郭玉竹，李娟，等. 运用结构化病历助推新型冠状病毒肺炎诊疗流程规范化. 中国病案，2020, 21(10): 9-11.

[3] 薛建亚，朱咏梅，余姣，等. 多种通讯手段在新型冠状病毒肺炎隔离病房中的应用. 第二军医大学学报，2020, 41(03): 307-308.

[4] 王刚，王蕊，张艳，等. 新型冠状病毒肺炎患者救治应急病房的组织管理. 护理学报，2020, 27(05): 72-75.

[5] 邓蓉，陈芳，刘珊珊，等. 新型冠状病毒肺炎隔离病房医护人员心理压力的影响因素. 中国感染控制杂志，2020, 19(03): 256-261.

第 7 章

呼吸道传染病患者护理工作的组织与展开

传染病是由各种病原微生物（如细菌、病毒、立克次体及螺旋体等）和寄生虫（原虫和蠕虫）感染人体后所引起的一组具有传染性的疾病，在一定条件下可造成传播，而呼吸道传染病尤为显著。呼吸道传染病是病原体从患者的咽喉、鼻腔、气管或支气管等呼吸道进入体内，导致患者出现一系列具有传染性特点的呼吸道疾病。常见的传统呼吸道传染病（如水痘、流行性感冒）及新突发呼吸道传染病（如 COVID-19、SARS、MERS 等）主要传播途径是经呼吸道飞沫和接触传播，同时还存在气溶胶传播的可能。新突发呼吸道传染病具有传播途径复杂、传播范围广泛、人群普遍易感等特点，防控难度大，易造成暴发和流行，严重影响患者及其家属的身体健康及生活质量。近年来，国内外对呼吸道传染病的研究都注入了大量人力和物力，取得了一系列进展，传染病护理工作亦是其中的重要组成部分。护理呼吸道传染病患者时，合理有效地组织开展护理工作尤为重要，它对提高救治成功率和保证医护人员"零感染"具有重要意义。面对常见的传统呼吸道传染病和新突发烈性呼吸道传染病时，护理工作的组织与展开也有所不同。

第一节　常见呼吸道传染病护理工作的组织与展开

一、患者收治

收治常见呼吸道传染病患者（如水痘、麻疹、猩红热等）时，患者应从专门的通道进入病区，避免与其他人群接触。按同种疾病同病房收治、不同种疾病分病房收治的原则，合理安排病房。该类患者一般不安排人员陪护。

二、防护着装

医护人员接触患者时注意自我防护，穿工作服、戴医用外科口罩等，进行侵袭性、易产生气溶胶等操作或者可能接触患者体液、血液、分泌物时穿隔离衣。特殊情况时可提高防护等级，如佩戴医用防护口罩，戴乳胶手套。

三、消毒隔离

1. 呼吸道传染病患者禁止随意外出，活动范围仅限于病房内，将垃圾和废弃物放在指定垃圾桶，避免病房二次污染。

2. 工作人员应做好消毒隔离工作，接触患者前后注意手卫生，避免交叉感染，保证科室其他患者医疗护理工作正常进行。不同病种呼吸道传染病患者分别使用专用体温计、听诊器、血压计、指脉氧仪等医疗器械，使用完毕后应立即消毒。患者更换的被服使用双层黄色垃圾袋密封，并在外层标注疾病名称，由专人运输，被服先消毒再清洗。

3. 病区进行湿式清扫，每日 2 次，使用 1000mg/L 有效含氯消毒剂喷洒拖地，擦拭床、床头柜、座椅等物表。地表湿度不宜过大，以地面潮湿为宜。病室早晚开窗通风，在有人员走动的情况下，病室可采用循环风空气消毒机进行空气消毒。

4. 患者出院或死亡后进行终末消毒。按照国家卫健委关于伤病员管理条例规定，确定符合解除隔离治疗条件及出院患者，合理安排出院。出院前应沐浴清洁更换新衣物，更换下的衣物、用品在家中可使用 84 消毒液浸泡、擦拭或暴晒等方法进行消毒处理。病房实施终末消毒，原则为先消毒再清扫，可采用 3% 过氧化氢、5000mg/L 过氧乙酸、500mg/L 二氧化氯等消毒液加入电动超低容量喷雾器中进行喷雾消毒，消毒液的具体浓度及用量应根据疾病特点和消毒房间面积决定。消毒后关闭门窗作用一定时间后，护理人员及保洁人员方可进入病房更换床单位，进行清洁打扫。床单位（含床栏、床头柜等）、座椅物体表面采用合法、有效的消毒剂如复方季铵盐消毒液、含氯消毒剂擦拭消毒。床单位更换后可使用床单位臭氧消毒机消毒。若患者死亡，对尸体处理时应先使用消毒液擦拭再进行尸体料理。

四、生活保障

患者住院期间，医疗单位应提供统一订餐、送餐等服务，避免现金支付，可使用微信、支付宝二维码等方式，避免外出就餐等行为。告知其他辅诊科室人员如保洁员、配餐员等该病房的疾病种类及防护要求，注意手卫生。

五、护理预防

结合相关传染病知识，做好患者、家属及密切接触者的健康宣教、基础护理、饮食护理、心理护理及病情观察等工作，消除患者的紧张焦虑等情绪，取得患者的积极配合，促进疾病的康复。

第二节　新突发烈性呼吸道传染病护理工作的组织与展开

收治新突发烈性呼吸道传染病患者时，除以上护理工作要求外，应做好以下几方面。

一、应急响应

接到收治新突发呼吸道传染病患者通知时，需第一时间报告科室及部门相关领导，根据收治疾病的种类和特点，科室或部门领导紧急动员人员迅速到达病区或指定地点，针对不同患者病情合理安排工作计划。科室负责人根据收治疾病的传播风险决定原住院患者是否需要转移。

二、人员分工

按照国内医院管理模式实行三级管理体系，病区实行科主任、护士长负责制。医务部与护理部联合组成专家督导小组参与病区督导工作，护理工作主要由总护士长、高年资经验丰富的护士长及感染控制专家组成，负责环境布局安全、消毒隔离、护理行为、护理质量及个人防护的监督管理。

科室负责人负责全面指挥、统筹安排。科主任负责具体医疗工作，护士长负责护理工作，安排专人负责与机关及相关科室进行联络协调工作。全体工作人员大致可分为转运伤员组、消毒隔离组、医疗救护组及保障组等。①转运伤员组负责原住院患者治疗、护理、转科、转院，完善各种医疗文书，保证医疗安全；②消毒隔离组负责病房腾空后的清洁消毒及病区各区域点位、防护物品布置和准备；③医疗救护组负责新入呼吸道传染病患者的三级检诊工作；④保障组负责防护用品及医疗相关器材、药品协调保障。请领登记所需物品，如床单被服、办公用品、各类警示标识牌、生活用品及防护物品等耗材，保证工作正常开展进行。

三、快速调整病区布局

1. **明确防护级别**　根据收治疾病的特点及传播途径采用正确的个人防护装备和防护等级。个人防护装备是保证工作在一线的临床医护人员自身安全的重要组成部分，包括医用防护口罩、防护服及防护面屏、护目镜、靴套等，医用防护口罩应符合 GB19083—2010 标准、防护服符合 GB19082—2009 标准，防护面屏和护目镜应透亮、物理防溅，靴套应耐磨损。国务院应对新型冠状病毒肺炎疫情联防联控机制综合组《医疗机构内新型冠状病毒感染预防与控制技术指南（第三版）》中指出，医务人员的防护等级按要求可分为一般防护、一级防护、二级防护和三级防护。①一般防护：穿工作服，佩戴一次性外科口罩，根据工作的需要戴乳胶手套，适用于普通门（急）诊、普通病房医务人员。②一级防护：在一般防护（工作服，一次性外科口罩）基础上加戴工作帽、乳胶手套，穿隔离衣，适用于发热门诊医务人员、感染疾病科的医务人员。③二级防护：在一级防护（工作服、工作帽、乳胶手套、隔离衣）基础上，更换一次性外科口罩为医用防护口罩，其余加穿靴套，根据工作的需要戴护目镜或防护面屏，根据医疗机构的实际条件选择穿隔离衣或防护服，适用于进入疑似或确诊经空气传播疾病患者安置地或为患者提供一般诊疗操作的医务人员。④三级防护：在二级防护（穿工作服、戴工作帽、乳胶手套、穿防护服）基础上加戴护目镜或防护面屏，适用于为疑似或确诊患者进行产生气溶胶操作时的医务人员。

2. 设置防护区域

（1）结合所收治患者及防护级别要求，将病区进行区域划分，严格划分为清洁区、潜在污染区、污染区，设置缓冲间。缓冲间的数量、各缓冲间物品摆放，可根据医院实际展开情况相应调整，以不违反消毒隔离要求，保证防护安全为原则。

（2）各区域及缓冲间之间界限分明，有明显的标志，设立醒目的提示语，为强化医护人员的区域概念，可将不同区域的防护要求及着装流程制作成流程图或分解动作图片，打印并张贴在显眼位置，为进入该区域的工作人员提供清晰明了的指引。原则上各区域内的物品定点放置，不能移位至其他区域，尤其是污染区的物品不能移至潜在污染区或清洁区，如遇特殊情况，需进行严格消毒后方能取出。

（3）综合医院在承担烈性呼吸道传染病收治时应特别注意，需设立无交叉的双通道，工作人员、清洁物品从员工专用通道进出，患者和污染物品从患者专用通道进出。病区外设置警戒标识，防止无关人员进入，有效防止院内交叉感染，杜绝疫情蔓延和进一步扩散。

四、患者收治

准备工作完成后通知住院处收治患者，由护士统一带领从患者通道进入病房。

1. 做好患者的入院宣教 护理人员对每一位新入院患者，都要详细询问病史、登记基本信息，入院后及时行入院指导和健康宣教，讲解传染病防治知识、病房环境及传染病病区各种管理规章制度，让其能够自觉接受医护人员的管理和指导，配合做好个人的自我防护措施。告知患者住院期间不安排陪护及探视，不能互串病房，同病房患者的生活用品专用、不互送食品，避免交叉感染。将垃圾和废弃物放至在指定的地方位置，避免病房二次污染。

2. 做好患者的健康指导 护理人员在做好常规治疗及病情观察等护理工作外，还需利用自己所学的医学知识加强患者的健康生活指导，让其明白病室经常性通风以及良好的卫生习惯、充足的睡眠和营养丰富的饮食等健康生活对提升自身免疫力、早日战胜疾病有着积极作用。

3. 做好患者的生活保障 患者住院隔离期间订餐如收受现金会面临消毒困难的问题，且配餐员未经过专业培训进入病区可能造成感染，因此餐饮进行统一配送；另外，为了避免交叉感染，病区开水房暂时关闭。面对患者吃饭难、喝水难的问题，可根据医院实际情况解决问题，如为每个病房配备一台饮水机，食堂为患者提供几类套餐（荤素、全素、清真、半流饮食、流质饮食），统一价钱，提供二维码，由患者微信或支付宝扫码支付后，配餐员将食物放置在病区门口，由护士统一发放。

4. **做好患者的心理护理**　多数患者在明确诊断后都存在恐惧、害怕、紧张的心理情绪，对预后情况表示担忧。进入隔离病区后与外界隔离又会感到孤独、抑郁。针对此种情况护理人员对每例住院患者需及时进行心理疏导，密切关注他们的心理变化，正确、客观地向其讲述目前有关该传染病的相关知识，如轻症患者可为其强调从目前掌握的数据来看，预后情况良好，消除患者对病情不必要的顾虑和不恰当的想法，调整心态，使其树立战胜疾病的坚强信念。鼓励患者多与家人朋友电话或视频，消除孤独和烦闷心情，促进病情康复。

5. **做好患者的出院指导**　严格按照国家卫健委关于伤病员管理条例规定，确定符合解除隔离治疗条件及出院患者，合理安排出院并要做好出院指导。患者出院前应沐浴清洁更换新衣物后才能离开。告知患者出院后仍不可大意，家中时常保持通风；不要到人流众多的地方聚集、均衡饮食、避免熬夜，做好手卫生，保持良好的生活和卫生习惯；加强锻炼，增强体质，以抵制疾病的侵袭。患者使用的衣物等物品在家中需采取合适的消毒方法，如美国疾病控制与预防中心（CDC）快速推出的中文版防控指南中推荐，患者住院期间所用的物品、衣物等，可使用稀释的漂白液（即 5% 次氯酸钠）或标签标有"EPA- 批准"的家用消毒剂进行消毒，衣物还可以采用衣物标签上推荐的最高温度来洗涤和干燥衣物。在家中配制漂白液时，应将 1 汤匙（15ml）漂白剂加入到 1 夸脱（946ml）水中，如需更多漂泊液，可将 1/4 杯（约 60ml）漂白剂加入到 1 加仑（约 3785ml）水中。这样约稀释 64 倍，有效氯含量约为 781mg/L。

五、合理开展相关培训

1. 上岗前组织医护人员集中进行收治呼吸道传染病的相关知识培训，使大家了解掌握病原特点、感染途径、临床表现、预防手段、治疗方案及护理原则，提高对该病的认识及防控能力。在收治过程中，随时关注世界卫生组织及国家卫健委员发布的最新方案及指南等，利用微信等即时通信工具在线学习，保持知识的更新。

2. 组织医护、辅诊人员及保洁员防护技能培训，重点是防护用品穿脱流程的培训，保证每名医护人员都了解防护的标准，掌握正确的防护方法，提高自我防护意识，模拟病区分区及场景，培训后每名工作人员经过考核合格后方可上岗工作。

3. 培训及考核护理工作人员在穿着防护用品情况下的护理基础操作。特殊着装后的基本护理操作有一定的难度和方法，需要提前进行培训，特别是机械通气的护理技术及静脉穿刺等技术，熟练的技能可提高效率，减少感染风险。

4. 总结穿脱防护用品过程中易出现的问题，进行经验分享：①穿脱防护用品至少需 2 人同时进行，相互检查穿着是否合格、正确。穿防护服时要注意检查防护装备的气密性、是否包裹全部皮肤，也要注意穿戴的舒适性，避免防护过度、穿戴过紧发生不良反应、不耐受。②医用防护口罩戴的时间不应过长，需每 4 小时或感潮湿时更换 1 次，当防护用品被血液、体液、分泌物等污染时应及时更换，穿戴多个防护用品时，务必确保医用防护口罩最后摘除，不用手触摸口罩外面，防止用手触摸口、鼻、眼睛而引起感染。

③工作中无明显污染物时，应使用速干手消毒剂；有肉眼可见污染时，应使用洗手液在流动水下洗手，然后使用快速免洗手消液。脱去个人防护装备过程中，需特别注意执行手卫生措施，脱卸防护装备的每一步均应进行手消毒，所有防护装备全部脱完后再次洗手、手消毒。④由于防护服非常严密，穿着后会有出汗多、体能消耗大等情况，医护人员进入病房后如出现头晕、心慌、恶心、大汗淋漓等不舒服感，应立即离开病房，由他人严格按流程帮助脱防护服，进行相应处理，确保安全。⑤在穿脱防护用品过程中，丢弃医疗废弃物至垃圾桶时应注意轻踩轻放，背对医疗废物容器。

六、合理排班

1. 以护理工作量为基础配置护士　呼吸道传染病病房一般不设陪护，病情观察、消毒隔离、个人防护要求高，致使护理人员的治疗护理、消毒工作大量增加，长时间穿戴个人防护用品消耗大量体力。此时需确定科室患者最高承收量，以合适的床护比例配备护理人员，科室现存护理人员数量不足时，可向护理部申请抽调补充，保证工作人员安全。

2. 合理排班动态调整　在护理人员配齐且相对固定后，避免频繁更换的基础上，对护理人员实行统一排班，动态调整，排班模式实行 8 小时轮换制，即 8：00 ～ 16：00、16：00 ～ 0：00、0：00 ～ 8：00 三个班次，根据患者数每班次安排 2 ～ 4 名护士工作量较大，人员充足时可实施 6 小时轮换制。设置主班和责护班，主班负责物品请领和配备、医嘱处理和办理出入院、准备药物和液体；责护班负责进入病房进行病情观察、治疗操作和生活护理。每日安排一个备班，遇有突发情况随时补充。原则上保证护士每周工作时数不超过 32 小时，每次进入病房连续工作不超过 2 小时。调整工作流程，要求护士把各项治疗、护理工作尽可能地集中进行，减少进入病房的频次，避免护理人员因工作压力过大、体力透支而被感染。

七、消毒隔离

研究表明，多数病毒在冬季寒冷的环境下，具有很强的抵抗力，例如 SARS-CoV 在冬季至少存活数天以上。建立严格的病区消毒管理规章制度并落实到实处，是防止院内感染、确保医护人员"零感染"关键所在。每一种新出现的呼吸道传染病病原如病毒、细菌等，需要根据病原体的理化特性采取合适的空气、物表、地面消毒及污物处理方法，具体可参考相应指南实施。

病区内所有人员均应加强手卫生措施，可选用有效的含醇速干手消毒剂。皮肤被污染物污染时，应立即清除污染物，再用一次性吸水材料蘸取 0.5% 碘伏擦拭消毒 3 分钟以上，再使用清水清洗干净。黏膜暴露后应用大量生理盐水冲洗或 0.05% 碘伏冲洗消毒。

疑似或确诊患者死亡的，对尸体应当及时处理。处理方法为：用 3000mg/L 的含氯消毒剂或 0.5% 过氧乙酸棉球或纱布填塞死者的口、鼻、耳、肛门等所有开放通道，用双侧布单包裹尸体，装入双层尸体袋中进行交接。

八、关注护理人员身心健康

鼓励护理人员保持乐观情绪和良好的心理状态。护理人员要学会自我心理调节，业余时间可以读书、听音乐、看电影，或者一起聊天、互相倾诉、安慰等，使不良情绪得以宣泄，但需注意避免去人群密集的场所。注意劳逸结合，适当锻炼，保持身心健康。此外，疫情时期，参与工作的护理人员应需按时监测自身的体温等体征变化，如有异常及时向护士长反映，及时排查及对症治疗，避免院内感染的发生，所有疫情防控工作都要从自身做起，需人人参与其中，为自己、为他人负责。

九、制订各类突发事件预案，有效处理紧急情况

按照疫情防控要求及结合工作实际情况，制订岗位工作流程及各类相关突发事件预案，避免遇到突发情况发生慌乱差错。如病区停水、停电预案，在值班护士站醒目位置粘贴维修队、后勤各部门紧急联系电话；在病区设置应急灯；重要仪器运行期间遇停电情况发生时的紧急替代方法；使用呼吸机的患者，在停电后配合医师使用简易呼吸器辅助呼吸，恢复使用用电后，重新请医师设置调整呼吸机参数。制订患者突发病情变化出现并发症的应急预案，面临突发情况，护理人员能够忙而不乱地配合医师进行抢救，保障患者生命安全。制订病区突遇火灾发生的应急预案，安排患者紧急撤离通道，保护人身与财产安全。制订医护人员病区内低血糖、体力不支晕倒预案，防止危险的发生。制订如果出现工作人员感染时的隔离及救治预案等。

传染病护理工作的组织与展开离不开所有人员的参与及团队的默契合作。面对特殊环境下的这份工作，需要积极饱满的精神面貌，每个人在不同的岗位上都有无可替代的作用；还要保持乐观健康的心理及身体条件，相互关心协作，同舟共济、荣辱与共。

（张洁利　张　昕）

主要参考文献

[1] 陈美恋，高燕. 空气消毒在预防呼吸道传染病中国的意义及方法探讨. 中国感染控制杂志，2021，20(06): 577-582.

[2] 沈伟. 呼吸道传染病的隔离与防护. 中国消毒学杂志，2006，23(5): 449-451.

[3] 黄成龙，张红. 加强烈性呼吸道传染病病房管理确保医护人员零感染. 中国医药导报，2012，9(16): 169-170.

[4] 杨丽，杨建. 援外埃博拉病毒诊疗中心的护理管理. 中国急救复苏与灾害医学杂志，2016，11(11): 1117-1119.

[5] 谢炜坚，钟华苏，区健茹. 控制 SARS 医院感染的护理管理. 中华医院感染学杂志，2004，14(4): 427-429.

[6] 钟华苏，谢炜坚，区健茹，等. SARS 病房护理人力资源管理. 中国护理管理，2003，3(4): 27-29.

[7] 李六亿，巩玉秀，张流波. 经空气传播疾病医院感染预防与控制规范：WS/T 511—2016. (2016-12-27)[2021-05-10]. http://www.nhc.gov.cn/wjw/s9496/201701/7e0e8fc6725843aabba8f841f2f585d2.shtml.

[8] 国家卫生健康委办公厅. 医疗机构内新型冠状病毒感染预防与控制技术指南 (第一版). (2020-01-22)

[2021-05-10]. https://www.nhc.gov.cn/xcs/zhengcwj/202001/b91fdab7c304431eb082d67847d27e14.shtml.

[9] 魏秋华, 任哲. 2019 新型冠状病毒感染的肺炎疫源地消毒措施. 中国消毒学杂志, 2020, 37(1): 59-62.

[10] CDC(US). 预防 2019 年新型冠状病毒 (2019-nCoV) 传播给家庭和社区中其他人的暂行指南. https://www. cdc. gov/coronavirus/2019-nCoV /guidance-prevent-spread-chinese. html.

[11] 孝英, 李静, 刘蕾. 埃博拉诊疗中心留观病区护理管理模式探讨. 护理研究, 2015, 29(6): 2260-2261.

[12] 王永华, 席惠君, 耿延东. 中国援助利比里亚埃博拉出血热治疗中心医护人员个人防护的组织管理. 解放军护理杂志, 2015, 32(10): 22-24.

[13] 罗春梅, 唐棠, 杜欣等. 军队援鄂医疗队在新冠肺炎专科医院护理管理的实践与体会. 中国护理管理, 2020, 20(9): 1365-1369.

[14] 卫生部医院感染控制标准专业委员会. 医疗机构消毒技术规范：WS/T 367—2012. (2012-04-05) [2021-05-10].http://www.nhc.gov.cn/wjw/s9496/201204/54510.shtml.

第 8 章

发热门诊的设置及呼吸道传染病患者处置流程

第一节　发热门诊的设置管理

预检分诊是医疗机构门急诊对就诊人员进行初筛、合理引导就医、及时发现传染病风险、有效利用医疗资源、提高工作效率的有效手段。发热门诊承担发热患者的筛查、诊断、治疗,对筛查出的传染病患者采取隔离救治措施,实现对传染病的早发现、早报告、早隔离、早治疗。发热门诊的设置应当与预检分诊建设、管理统筹考虑、同步部署、有效衔接。

一、门急诊预检分诊管理

医疗机构应当严格落实《医疗机构传染病预检分诊管理办法》,在门急诊规范设置预检分诊场所,实行预检分诊制度。应当指派有相关专业能力和经验的医师,充实预检分诊力量,承担预检分诊任务,提高预检分诊能力。

(一)设置要求

医院应当设立预检分诊点,日常管理归门诊部管理。预检分诊点一般设立在门急诊醒目位置,标识清楚,相对独立,通风良好,具有消毒隔离条件。预检分诊点要备有发热患者用的口罩、体温表(非接触式)、手卫生设施、医疗废物桶、疑似患者基本情况登记表等。承担预检分诊工作的医务人员穿工作服、戴工作帽和医用防护口罩,每次接触患者前、后立即进行手卫生。预检分诊点实行24小时值班制,发热门诊设置醒目标识,以便患者迅速查找。

(二)严格执行"五有三严格"

有防护指南、有防控管理制度和责任人、有防护物资设备、有医护力量支持、有隔离转运安排。严格发热门诊设置管理、严肃流行病学调查、严防医院院内感染。

(三)工作流程

应配备有经验的分诊人员,对进入门急诊的人员测量体温、询问是否有发热、咳嗽、鼻塞、流涕、咽痛、胸闷、乏力、嗅觉味觉减退、肌痛和腹泻等症状。对预检分诊检出的发热患者,应当立即配发口罩予以防护。详细追问流行病学史及相关体格检查,判断其罹患传染病的可能性。对可能罹患传染病患者，应当登记信息，立即转移到发热门诊就诊。对虽无发热症状，但呼吸道等症状明显或有流行病学史的特殊患者也需要转移到发热门诊就诊。在患者转移至发热门诊后要实施必要的消毒措施。预检分诊筛查出的需转移到发热门诊进一步诊疗的患者，应当由专人陪同，并按照指定路线前往发热门诊。指定路线的划定，应当符合室外距离最短、接触人员最少的原则。

二、发热门诊的设置管理

（一）设置原则

1. 合理规划　医院发热门诊的设置应纳入医院总体建设规划，合理安排功能布局。医院要在相对独立的区域规范设置发热门诊和留观室。

2. 科学分区　发热门诊内部应严格设置防护分区，严格区分人流、物流的清洁与污染路线，采取安全隔离措施，严防交叉感染和污染。

（二）设置要求

1. 发热门诊选址　发热门诊原则上应为独立建筑或设置在院内独立区域，与普通门（急）诊等区域的交通路线便捷，并有实际物理隔离屏障，远离儿科和病房区域，具备独立出入口，便于患者转运。发热门诊与其他建筑、公共场所保持大于或等于20m距离，不能满足20m距离时应采取负压系统等措施。医院门口和门诊大厅要设立醒目的发热门诊标识，其内容要包括接诊范围、方位、行走线路及注意事项等。院区内应有引导患者到达发热门诊的明确指示标识。

2. 发热门诊布局

（1）"三区两通道"功能分区

1）发热门诊内应设置医疗功能区（分主要功能区和辅助功能区）和医护专用区，各功能区应相对集中，区域间有物理隔离。

2）发热门诊应设置患者专用出入口和医务人员专用通道，各通道出入口应设有醒目标识。

（2）分区设置

1）医疗功能区（污染区）：主要分为功能区和辅助功能区。主要功能区包括候诊区、诊室、隔离病房、护士站、治疗室、输液观察室等。候诊区原则上应独立设置，面积能满足传染病防控需要，三级综合医院应可容纳至少20～30人同时候诊，二级综合性医院应可容纳至少10～20人候诊。发热门诊患者入口外有预留空间用于搭建临时候诊区，以满足疫情防控所需。候诊区应有良好的通风，必要时可加装机械通风，包括但不限于空气净化等设施。根据来诊患者的初步诊断，如呼吸道传染病的确诊患者、疑似患者、密切接触者、不明原因发热患者及病因明确的发热患者等，候诊区尽可能划分为相对独立的不同区域，避免交叉感染。

依据候诊区的独立分区设置相应的单人诊室，并至少设有1间备用诊室，建议使用面积不小于8～10m²，以确保能摆放下1张诊察床、1张工作台、流动水洗手设施，至少有一扇向外打开的窗户，确保通风并有独立电话保持联系。

隔离病房应独立设区，与诊室相邻，以便运送患者，数量应当依据疫情防控需要和发热门诊诊疗量确定，并根据变化进行调整，应按单人单间收治患者，至少有一间具备部分重症救治条件。隔离病房的净使用面积原则应不少于 $6m^2$，推荐 $9 \sim 12m^2$，设置独立卫生间、洗漱设备及污染物品盛放器具，并安装床旁呼叫系统。具备重症救治条件的隔离病房净使用面积不少于 $15m^2$；有条件的可设负压 ICU 隔离病房，负压 ICU 隔离病房应设有前室。

辅助功能区包括预检分诊区（台）、挂号、收费、药房、检验、放射、辅助功能检查室、标本采集室、卫生间、污物保洁和医疗废物暂存间等。

检验科应独立设置，能完成血常规、尿常规、便常规、生化等常规检查项目。

放射科应按照放射防护标准设立，满足患者胸部影像学检查需要，做到专机专用。

辅助功能检查室能够进行超声、心电图等检查。条件受限时可用移动设备替代。

标本采集室应满足功能需要，保持良好通风。

2）缓冲区（半污染区）：污染防护用品的脱卸区，可设置消毒物资储备库房或治疗准备室。

3）医护专用区（清洁区）：包括工作人员办公室、示教室、值班室、清洁库房、防护服穿着区、更衣室、浴室、卫生间、弱电机房等。设有独立的出入口，根据医务人员数量设置面积。

3. 设施设备配备

（1）医疗设备设施

1）基础类设备：应配置病床、转运平车、护理车、仪器车、治疗车、抢救车、输液车、污物车、氧气设备、负压吸引设备。

2）抢救及生命支持类设备：应配置输液泵、注射泵（配置工作站）、电子血压计、电子体温计、血糖仪、手持脉搏血氧饱和度测定仪、心电监护仪（配置工作站）、心电图机、除颤仪、无创呼吸机、心肺复苏仪。可配置有创呼吸机、雾化泵、负压担架、可视喉镜。

3）检验类设备：应配置全自动生化分析仪（400 次测试 / 小时）、全自动血细胞分析仪、全自动尿液分析仪、全自动尿沉渣分析仪、全自动粪便分析仪、血气分析仪、生物安全柜。可配置全自动凝血分析仪、特定蛋白分析仪。

4）放射类设备：应具备胸部影像学检查设备，有条件的医疗机构可配置 CT 或 DR，确保疫情防控期间专用。

5）药房设备：有条件的医疗机构可配置 24 小时自动化药房。

6）辅助设备：计算机、监控、电话通信设备、无线传输设备、自助挂号缴费机和污洗设备等。

（2）通风排风及空调设施

1）业务用房应保持所有外窗可开启，确保室内有良好的自然通风，同时应具备机械通风设施。

2）空调系统应独立设置，设中央空调系统的，各区应独立设置。禁止使用循环回风的空气空调系统。

3）使用中央空调的，气流方向为气流从清洁区到半污染区、再到污染区，污染区域内应保持相对负压。

（3）消毒卫生设备设施

1）所有功能空间均应设手卫生设施，洗手设施应使用非手触式洗手装置。

2）配置应包括全自动雾化空气消毒机、过氧化氢消毒机、紫外线灯/车、医用空气消毒机。

3）污水排放和医疗废物与生活垃圾的分类、收集、存放与处置应严格按现行《医疗废物管理条例》《医疗卫生机构医疗废物管理办法》《医疗机构污水排放要求》《医疗机构水污染物排放标准》《医院消毒技术规范》等国家有关法律、法规和标准执行。

（4）信息化设备：发热门诊应安装电话、传真等必要的通信设备，隔离病房与医务人员办公室之间最好有摄像监控系统和对讲系统。具备与医院信息管理系统互联互通的局域网条件；具备非接触式挂号、收费设备，实现自助服务。可根据医院疫情防控需要开通互联网。

4. 人员配置

（1）医师

1）发热门诊工作应由感染科或经过培训的其他临床科室医师承担，相对固定且医师梯队结构合理。

2）非感染专业医师应具备一定临床经验、经过传染病诊疗知识和相关法律法规培训，每年接受不少于两次相关知识培训，掌握相关疾病特点、诊断标准、鉴别诊断要点、治疗原则、医院感染控制、消毒隔离、个人防护和传染病报告要求等。

3）根据每日就诊人次、病种等合理配备医师数量，参与日常门诊临床诊疗工作，疫情期间根据实际患者量增配相应医师数量。

4）三级综合医院发热门诊主任应由具备副高以上感染或相关专业技术职务任职资格的医师担任，二级综合医院发热门诊主任应由具备中级以上专业技术职务任职资格的医师担任。

（2）护士

1）护理工作应由感染科或相关临床科室经过培训的护士承担，护士结构梯队合理。

2）护士应具备一定临床经验、经过传染病知识和传染病相关法律法规培训，每年接受不少于两次相关知识培训，掌握相关疾病护理要点、传染病分诊、各项护理操作、医院感染控制、消毒隔离、个人防护等技能。

3）应根据患者数量及隔离床位数量配备相应数量的护理人员，综合医院发热门诊每张隔离留观床位应当至少配备1名护士，三级医院至少有2名、二级医院至少有1名护士具有中级及中级以上护理专业技术职务任职资格。疫情期间根据实际患者数量增配相应医护人员数量。

4）护士长应具有中级及以上护理专业技术职称，负责本科护理管理工作，是本科护理质量的第一责任人。

（3）人员培训：所有在发热门诊工作的医务人员需经过传染病相关法律法规、传染病诊疗知识和医院感染预防与控制相关培训，经穿脱防护用品、手卫生、医用防护口罩适合试验等知识和技能考核合格后上岗。

5. 发热门诊管理规范

（1）标识引导：医院门口和门诊大厅应设立醒目的发热门诊告示，其内容包括接诊范围、方位、行走线路及注意事项等。院区内应有引导患者到达发热门诊的明确指示标识。

（2）日常管理规范

1）发热门诊应当建立健全并严格遵守执行各项规章制度、岗位职责和相关诊疗技术规范、操作规程，保证医疗服务质量及医疗安全。

2）实行 24 小时值班制。发热门诊应 24 小时接诊，并严格落实首诊负责制，医师不得拒诊、拒收发热患者。

3）发热门诊就诊患者尽可能采取全封闭就诊流程，发热患者闭环管理。发热门诊就诊患者原则上挂号、就诊、交费、检验、辅助检查、取药、输液等诊疗活动全部在该区域完成。应充分利用信息化手段和自助便捷服务技术，应设置自助挂号、缴费机，条件成熟的医院可设置 24 小时自动化药房。发热门诊未设检验室的患者标本采集后应立即密封处理、做好标识，第一时间通知专人密封运送至检验科。如患者需前往发热门诊以外区域检查，应当严格遵循"距离最短、接触人员最少、专人防护陪同"的原则，不与普通患者混乘电梯，检查室单人使用，接诊医务人员做好防护，患者所处环境做好消毒。

4）医师在接诊过程中要全面了解患者的临床症状，特别是要询问流行病学史，并安排必要的检查。对诊断为相关传染病患者或疑似患者，医务人员应按照有关规定登记、报告和进行隔离处理，不得擅自允许患者离院或转院。隔离留观病房若不能满足临床诊疗需要时，需另外设置隔离留观病区。

5）通过信息系统或接诊患者登记簿，登记接诊时间，以及患者姓名、性别、年龄、住址、工作单位、联系方式、诊断、患者去向、接诊医师姓名。

6）建立院内的会诊机制。对发热门诊筛查发现的可疑传染病患者组织院内专家组和多学科团队进行会诊，对疑难危重患者开展鉴别诊断与多学科、精细化诊疗，切实做到早发现、早报告、早隔离和早治疗。

7）疑似和确诊病例应尽快转送至定点医院救治。可疑呼吸道传染病患者单间隔离。确诊患者可多人置于同一病房，床间距 > 1m，患者病情允许时，应当戴医用外科口罩，并限制在留观室内活动。按照《中华人民共和国传染病防治法》要求，严格探视及陪护制度。

8）加强和落实医疗机构分区管理要求，合理划分清洁区、潜在污染区和污染区，推荐使用色标分区管理。强化对不同区域的管理制度，避免各个分区的交叉感染。

9）医疗设备、环境、空调通风系统的设施设备的消毒以及医疗废弃物的处理，应符合《医疗机构消毒技术规范》《医疗废物管理条例》《医疗卫生机构医疗废物管理办法》等卫生法规、规范、标准执行。

10）配备符合标准、数量充足的个人防护用品（至少可供 1 周使用），保证工作人员和患者及其陪同人员防护用品可及性,如发热门诊出入口应当设有手消毒剂、洗手池等手卫生设施,为患者及其陪同人员提供获得医用外科口罩的条件,并指导其正确佩戴。留观患者转出后,应当按照《医疗机构消毒技术规范》进行终末处理。

11)加强医务人员传染病相关知识的学习,掌握传染病的流行动态,开展医院感染预防与控制的培训,个人防护流程经考核合格后方可上岗。

12)建立终末清洁消毒登记簿。内容包括空气、物体表面、地面、使用过的医疗用品的消毒方式、持续时间,医疗废物和污染衣物的处理,以及实施消毒人和记录者签名、记录时间。

6. 发热门诊医务人员个人防护规范

(1)医务人员应当遵循《医院感染管理办法》及《北京市卫生健康委员会关于印发北京市新型冠病毒感染的肺炎医务人员防护指南的通知》等相关法律法规的要求,严格执行标准预防及手卫生规范。

(2)医务人员开展诊疗工作应当在按照标准预防基础上,根据医疗、护理操作中不同感染的风险,采取分级防护措施:发热门诊承担接诊工作的医务人员按一级防护着装;进入隔离留观室按二级防护着装;为患者实施吸痰、呼吸道采样、气管内插管和气管切开等可能发生患者呼吸道分泌物、体内物质的喷射或飞溅的工作时的医务人员按三级防护着装。防护着装要求详见《发热门诊、隔离留观室常见医用防护用品使用范围指引(试行)》。留观患者应单间隔离,患者应当佩戴医用外科口罩,并限制在留观室内活动,严禁患者之间相互接触。

(3)合理安排医护人员的工作生活,采取科学轮休制度,避免其长时间工作,过度劳累。工作时间4小时后安排休息4小时,每天工作8小时,进行轮班,原则上以满足临床需求的最低医护人员数量即可,以利于感控。

(4)进出发热门诊和隔离病房,要严格按照要求正确穿脱个人防护装备。在穿脱防护服、医用防护口罩等个人防护用品时,应有专人监督或2人一组互相监督,避免交叉感染。

(5)防护失败时应及时采取应急处理措施并报告。

(6)传染病流行期间,发热门诊工作人员应做好健康监测,每天测量体温、咳嗽等身体不适症状,并记录,有异常情况及时报告。

(刘 鹏 李 雷 黄 磊)

主要参考文献

[1] 国家卫生健康委办公厅. 国家卫生健康委办公厅关于加强重点地区重点医院发热门诊管理及医疗机构内感染防控工作的通知. (2020-02-04)[2021-06-22]. http://www.nhc.gov.cn/yzygj/s3594/202002/70d10964d54e4fe9a2539c58356906f9.shtml.

[2] 北京市卫生健康委员会. 北京市发热门诊设置指南(2020版). (2020-07-03)[2021-06-22]. https://xueqiu.com/5828850316/155514689.

[3] 上海市卫生健康委员会. 上海市发热门诊基本设置标准(试行). (2020-03-20)[2021-06-22]. http://wsjkw.sh.gov.cn/yzgl3/20200421/d42a97b510784bfb9ff4636afd37ee02.html.

第二节　呼吸道传染病患者就诊处置流程

新突发烈性呼吸道传染病由于其传染性强，对生命安全甚至国家生物安全的威胁更严重，普通门诊或急诊如遇可疑呼吸道传染病患者就诊时，宜遵循以下流程处置。

就诊患者进入普通门诊、急诊、发热门诊，首先在预检分诊处分诊，判断为非呼吸道传染病的患者引导至非呼吸道诊室，由普通诊室医师继续诊治。诊断为疑似/确诊呼吸道传染病的患者引导至发热门诊就诊，具体步骤见图 8-1。

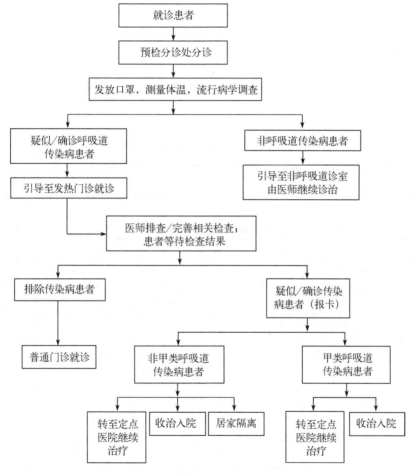

图 8-1　呼吸道传染病处置流程

一、发放口罩

给未佩戴口罩的患者配发一次性医用外科口罩并指导其正确佩戴。对于佩戴呼吸阀口罩的患者，要求其更换为一次性医用外科口罩或用胶带封闭呼吸阀。告知患者在咳嗽或打喷嚏时用纸巾盖住口鼻、接触呼吸道分泌物后实施手卫生，并与其他人保持 1m 以上距离。

二、流行病学调查

就诊患者进入门诊后，由分诊护士（医师）为患者测量体温、询问症状体征，调查流行病学史。患者需扫描健康宝二维码并填写纸质版或电子版预检分诊单，必要时查询行程码。工作人员需填写预检分诊登记表（表 8-1，表 8-2）。

表 8-1　预检分诊单

为避免发生医院内交叉感染，确保您及所有就诊患者的安全，请您务必如实填写以下内容。 一、患者基本情况 患者姓名：　　　　　　手机号： 近 14 天内有无国内外中高风险地区旅居史　　　　□有　　□无 二、患者症状 体温：　□干咳　□乏力　□鼻塞　□流涕　□咽痛　□肌痛　□腹泻 三、外院检查结果 何种病原体检测结果阳性：_____ 四、相关软件筛查结果 1. 北京健康宝筛查结果　　□未见异常　　□居家观察　　□集中观察 2. 密接、次密接筛查结果　　□是　　□否为呼吸道传染病患者密接人员 3. 行程码结果　　□正常　　□异常

表 8-2　预检分诊登记表

时间	姓名	年龄	身份证号	流行病学史		症状								来院目的		分诊去向			登记人	备注
				国内外旅居史	是否聚集性发病	体温	干咳	乏力	鼻塞	咽痛	肌痛	腹泻	外院病原体检测阳性	外院诊断或影像学结果	复查	排查	呼吸道诊室	非呼吸道诊室	劝返		

三、分诊规则

1. 有发热、皮疹、干咳症状或外院病原体检测结果阳性，无（有）流行病学史患者，分诊到发热门诊。

2. 有发热、干咳、乏力症状之一或外院 X 线胸片、CT 明确肺炎，无（有）流行病学史患者，分诊到发热门诊。

3. 有（无）发热、无呼吸道症状，有胃肠道症状，无流行病学史患者，分诊到非呼吸道诊室。

4. 有流行病学史，无发热、干咳、乏力症状，来咨询或排查的，不予接诊，登记姓名、电话，告知如到发热门诊就诊可能造成不必要的交叉感染，嘱居家隔离，如有症状时及时来发热门诊就诊。

四、发热门诊医师排查

1. 医师在接诊过程中，应注意询问患者有关的流行病学史、职业史，结合患者的主诉、病史、症状和体征等对来诊的患者进行传染病排查，同时完善相关检查。

2. 排除呼吸道传染病的患者可令患者至普通门诊就诊。

3. 首诊医师在诊疗过程中发现传染病患者及疑似患者后，按要求填写《中华人民共和国传染病报告卡》；如发现或怀疑为突发公共卫生事件时，按要求填写《突发公共卫生事件相关信息报告卡》。

4. 由国务院卫生行政部门决定并公布的甲类呼吸道传染病和防控级别被列入甲类传染病的乙类呼吸道传染病须告知患者相关检测的报告时间。

5. 对于非甲类呼吸道传染病患者，根据病情需要进行居家隔离或收治入院处置，医疗机构不具备相应救治能力的，应当将患者及其病历记录复印件一并转至具备相应救治能力的医疗机构诊疗。

6. 对于甲类呼吸道传染病及乙类呼吸道传染病按甲类传染病处置的，根据医疗机构自身能力收治入院或转至具备相应救治能力的或定点医疗机构诊疗，并将病历资料复印件转至相应的医疗机构。

7. 患者、携带者、疑似病例的处置方法：①对患者、病原携带者，予以隔离治疗，隔离期限根据医学检查结果确定；②对疑似患者，确诊前在指定场所单独隔离治疗；③对病原携带者、患者的陪同人员、密切接触者或次密接者，在相应指定场所进行医学观察和采取其他必要的防护措施。

8. 转诊传染病患者或疑似传染病患者时，应当按照当地卫生行政部门的规定使用专用车辆。

以上为呼吸道传染病处置流程，如遇呼吸道传染病暴发性流行，处置流程遵从国家卫生部门相关规定执行。

（刘　佳　张芳芳　刘玉琦）

主要参考文献

[1] 张奎兴 . 呼吸道传染病的主要特点及预防控制办法 . 中国医药指南 , 2020, 18(1): 102-103.

[2] 言晨绮 . 中国重点呼吸道传染病流行特征及肺结核发病率预测模型研究 . 衡阳：南华大学 , 2019.

[3] 中华人民共和国传染病防治法 .(2004-12-1)[2021-12-10]. http://www.gov.cn/banshi/2005-08/01/content_19023.htm.

[4] 医疗机构门急诊医院感染管理规范：WS/T591—2018.(2018-05-10)[2021-12-10].http://www.nhc.gov.cn/ewebeditor/uploadfile/2018/05/20180523150938396.pdf.

[5] 中华人民共和国卫生部 . 医疗机构传染病预检分诊管理办法 (卫生部令第 41 号) . (2005-02-28)

[2021-12-10]. http://www.nhc.gov.cn/cms-search/xxgk/getManuscriptXxgk.htm?id=d1a02bc721ad448 a8f2e765912f262a1.

[6]　中华人民共和国卫生部. 传染病及突发公共卫生事件报告和处理服务规范. (2003-11-07)[2021-12-10].http://www.gov.cn/gongbao/content/2004/content_62769.htm.

[7]　李元亿，巩玉秀，张流波，等. 经空气传播疾病医院感染预防与控制规范：WS/T511—2016. 中国感染控制杂志, 2017,16(5):490-492. DOI:10.3969/j.issn.1671-9638.2017.05.023.

第 9 章

新突发传染病患者辅助检查流程优化

近些年来，新突发烈性呼吸道传染病逐渐增多，例如 2003 年非典型病原体肺炎、2009 年甲型 H1N1 流感大流行、2013 年 H7N9 禽流感疫情、2015 年中东呼吸综合征输入疫情、2019 年新冠肺炎疫情等多起重大传染病疫情均对我国人民群众生命和健康造成了较大影响。烈性呼吸道传染病的病原体多为病毒，主要通过飞沫经呼吸道传播，也可通过接触患者的呼吸道分泌物、体液和被病毒污染的物品或通过气溶胶传播，传播迅速，致病性强，部分患者病情进展迅速甚至发生死亡。影像学检查可以无创协助评估患者多系统多脏器形态及功能的改变，在早期筛查、病情诊断、指导治疗、疗效评估和随访观察方面都十分重要。由于烈性呼吸道传染病传染性强，性质特殊，需要与日常普通患者的影像检查工作区分开，影像中心在积极做好科室医务人员和普通患者院内感染防控工作的前提下，应专门制订规范周密、安全科学的检查操作方案和流程，并在实际操作中不断完善，优质完成影像学检查保障任务，确保疫情防控和临床诊治及时有效进行。

第一节　新突发呼吸道传染病患者
放射科影像学检查流程

笔者结合相关文献及所在医院和科室在实际传染病防控工作中的经验体会，对烈性呼吸道传染病患者的放射影像学检查流程提出建议，以规范相关操作流程和院感防控措施。

一、科室按照呼吸道传染病防控预案成立应急领导小组

放射科作为烈性呼吸道传染病影像学检查保障科室，应按照医院应急预案，成立由科主任为组长，副主任、技师长、护士长为组员的烈性呼吸道传染病影像学检查领导小组。一般由护士长兼任感控协调员，负责与感染控制科的联络和对接。影像学检查领导小组统筹协调所有烈性呼吸道传染病患者的影像学检查与诊断相关工作，并与医院机关及相关重点科室建立专项沟通联络机制。

二、针对呼吸道传染病患者，确立放射影像学检查方案

1.指定专用DR（数字X线摄影）机及CT机进行疑似和确诊烈性呼吸道传染病患者的检查   医院应设立专用DR、CT检查室进行烈性呼吸道传染病患者的影像学检查（如无法单独设立专用CT检查室，则采用定时段进行烈性呼吸道传染病患者的检查，并在检查完毕后立即对检查室进行终末消毒）。发热门诊及隔离收治病房均应配置一台专用DR摄片机以备使用。专用CT检查室应单独设立进出通道及候诊区域。每天定点定时开展放射影像学检查，视患者情况及数量安排放射影像学检查时间段，特殊需求可与临床医师沟通协调。这样可以尽量减少技师的疫点暴露时间及多次穿脱防护用具造成的消耗。医院感染控制科、保卫科等相关部门人员应进行协助，对专用检查室、专用进出通道和候诊区域进行清场，避免疑似及确诊患者与普通患者接触造成交叉感染。重症患者可根据病情需要随时保障检查。同时，专用CT检查室还应封闭通风系统，以免检查过程中污染物随通风系统扩散至室外或其他检查室。

2.放射影像学检查方法的选择与时机   肺组织是烈性呼吸道传染病病原体作用的主要靶器官之一，绝大部分患者会有发热和肺部病灶，检查方法的选择与时机需根据患者的病情特点进行灵活调整。发热门诊就诊的患者，一般进行胸部CT检查后等待实验室检测结果，如胸部CT及实验室检测结果均为阴性，暂时可以排除呼吸道传染病的诊断。如胸部CT检查阳性，实验室检测结果阴性，则须再次进行实验室检测复核及相应的鉴别诊断。如胸部CT检查阴性，但实验室检测结果阳性，需根据病情的发展，安排复查CT检查，注意排查肺部是否有小病灶或双肺隐匿位置病灶。确诊患者在住院期间可根据病情需要适时进行胸部CT检查，协助制订治疗方案，也可以安排床旁DR胸部摄片检查,避免反复转运患者增加科室工作人员工作量及院内感染风险。确诊的住院患者，在出院前一般需要行胸部CT复查，以便出入院前后对比及决定随访时间（图9-1）。

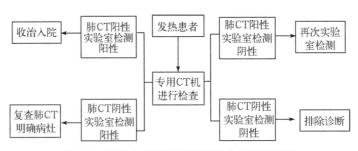

图9-1 发热患者烈性呼吸道传染病排查流程

3.检查顺序及流程   由放射科会同院机关及其他相关科室提前协调规定好发热门诊、留观病房及确诊患者每天的预约检查时间段。按照先发热门诊就诊患者、再疑似患者、后确诊患者的顺序进行肺CT检查。在发热门诊需设置单独的患者取胶片及报告处，设置明确的标识与指引，避免患者多次询问及走动。病房患者影像报告单由隔离病房工作人员自行打印。

三、具体放射影像学检查流程

1. 放射影像学检查前准备工作　放射科至少 2 名当班技师需要提前做好放射影像学检查准备，包括提前观察检查室密闭情况、录入患者检查信息、对专用检查 CT 机进行预热等程序，并按规定穿戴好个人防护用具（图 9-2）。

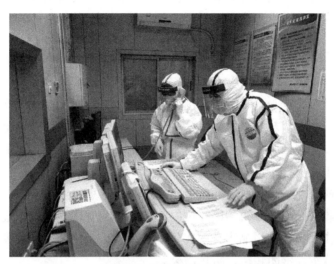

图 9-2　烈性呼吸道传染病患者 CT 检查前准备

2. 协调放射影像学检查时间　在为发热门诊患者、疑似及确诊烈性呼吸道传染病患者进行影像学检查前，由放射科根据预约申请和患者临床病史情况提前确定预约检查时间，并通知申请科室（包括发热门诊）医师及医院感染控制科、保卫科等科室做好接诊及检查准备。清空专用通道及电梯非相关人员，并由申请科室指定专人穿戴防护用具分批次陪同带入。尽量减少检查患者的聚集及候诊区等候时间，防止交叉感染。

3. 规范进行影像学检查　检查患者及其陪同人员必须全程规范佩戴口罩，有情况需要沟通时，禁止摘口罩。进入检查室前让患者进行手部消毒，摘去颈部和胸部的金属饰物，并告知检查过程中需要屏气的时机，必要时进行屏气训练以提高检查配合度。进入检查室后,在保证患者安全的情况下可以让能活动自如的患者自己完成上、下扫描床动作，行动不便的患者可由陪护或技师辅助。检查室的技师操作控制扫描床并调整好患者的检查体位。检查过程中尽可能通过 CT 对讲机与患者沟通。扫描应选择薄层高分辨扫描序列，扫描结束后对图像质量进行甄别，图像质量能够满足诊断要求后，再让患者由专用通道返回发热门诊或相关科室或病房。

4. 终末消毒　所有患者影像学检查结束后，技师按照规定流程对 CT、DR 检查室及操作间进行消毒，包括以下几方面。

（1）放射影像设备及操作台的消毒：CT 扫描床应使用一次性垫单，并做到一人一单一换。床旁 DR 及 CT 机房设备使用 75% 乙醇擦拭消毒（每批次患者做完检查后执行消毒），每天至少 4 次。遇污染或可疑污染情况随时消毒，有肉眼可见污染物时应先使用一次性吸水材料清除污染物，然后用乙醇进行擦拭消毒。

（2）地面的消毒：机房地面使用 2000mg/L 的含氯消毒液消毒。有肉眼可见污染物时应先使用一次性吸水材料完全清除污染物后再消毒，每天至少 2 次，遇局部污染物时随时用乙醇擦拭消毒。

（3）空气管理：操作中可使用循环空气消毒机持续不间断消毒。

（4）紫外线消毒：上述步骤完成后，技师关闭检查室进行紫外线灯照射。紫外线灯的安装数量为平均每立方米不少于 1.5W，照射时间不少于 30 分钟。不能使用过氧化氢空气消毒机喷雾消毒（使用后会导致 DR 及 CT 设备受潮发生故障）。

技师在完成终末消毒步骤后在指定地点按规范脱去相关防护用具，进行手部消毒后离开检查室。

5. 检查报告　诊断医师根据患者的胸部 CT 图像在 30 分钟内尽快完成报告书写及审核，对具有流行病学史和烈性呼吸道传染病肺部影像学表现的发热患者，按照所在科室及医院相关流程上报，并通知申请科室临床医师，建议由相关科室的指定人员或陪护替患者在自助打印机上打印报告及检查胶片。

6. 医疗废物的管理　患者所有的废弃物应当视为感染性医疗废物，严格依照《医疗废物管理条例》和《医疗卫生机构医疗废物管理办法》管理，对检查过疑似患者或者诊治确诊患者的工作人员防护用品应在做完检查后直接丢弃于指定医疗废物桶内，按要求双层封扎、标识清楚、密闭转运，防止污染。

四、DR 检查的使用

有条件使用 CT 的医疗机构推荐使用 CT 进行检查，X 线检查提供的诊断信息有限，容易出现假阴性，延长确诊时间及病程，增加感染机会，但在基层医疗机构和对于行动不便及症状较重的患者，X 线检查可以帮助随时了解患者病情，仍然具有一定的应用价值。DR 的检查和消毒流程与 CT 相似，唯一不同之处在于放射科与临床申请科室及发热门诊确定好检查时间后，检查患者在病区及发热门诊等候，由当班技师按规范穿戴好三级防护用具后，前往发热门诊及临床申请科室，使用专用 DR 为患者进行 X 线检查，检查完毕后对设备进行终末消毒（图 9-3，图 9-4）。

五、无法安排专用 CT 检查室的医疗机构

建议安排专用时段，将发热门诊患者、疑似患者及确诊患者与普通患者检查时间分开，在进行疑似及确诊烈性呼吸道传染病患者检查前，应由医院保卫科及科室工作人员一起疏导普通检查患者和家属有序撤离。当班技师在为患者检查前务必做好个人和患者的防护，防止交叉感染。在进行完疑似及确诊呼吸道传染病患者检查后，立即进行终末消毒，严格按流程消毒完毕后才能继续进行普通患者的 CT 检查。

六、放射影像检查扫描操作规程及质控

1. DR 检查操作规程

（1）成人检查：成人 X 线摄影投照距离约 180cm，使用滤线栅，曝光选用自动曝光模

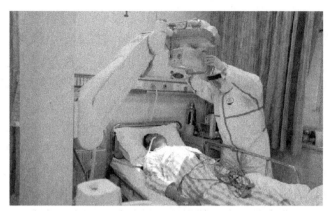

图 9-3　烈性呼吸道传染病患者床旁 DR 检查

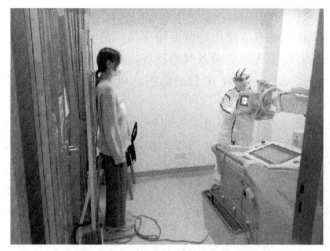

图 9-4　发热门诊疑似患者专用 DR 检查

式，管电压选择高千伏，通常为 120kV，投照体位为后前位。被检者面向摄影架直立，前胸紧靠暗盒，两脚分开，使身体站稳。身体正中面对暗盒中线，头部稍向后仰，将下颌搁于暗盒上缘，暗盒上缘须超出两肩。肘部弯曲，手背放于髋部，两肩尽量内转靠近暗盒，如此可使两侧肩胛骨分开，不致和肺部重叠。两肩尽量放平，不可高耸，使锁骨呈水平位，肺尖部就不会被锁骨影遮盖。如被检者不能做到上述姿势，可嘱其抱住摄影架，也能得到同样效果。女性被检者头发应扎于头顶，检查中心线对准第 6 胸椎，并且与暗盒垂直，同时使用铅质防护帘等尽可能遮挡身体其他部位避免受照。曝光时嘱被检者深吸气后屏住。

（2）3 岁以上儿童检查：3 岁以上儿童 X 线摄影投照距离约 150cm，不使用滤线栅，曝光条件可根据被检者的年龄、体厚进行相应调整，投照体位为后前位，被检者面向摄影架直立，前胸紧靠暗盒，两脚分开，使身体站稳。身体正中面对暗盒中线，头部稍向后仰，下颌略抬，将下颌搁于暗盒上缘，暗盒上缘须超出两肩。肘部弯曲，手背放于髋部，两肩尽量内转靠近暗盒，如此可使两侧肩胛骨打开，不致和肺部重叠。两肩尽量放平，不可高耸，使锁骨呈水平位，肺尖部就不会被锁骨影遮盖。如被检者年龄较小不能做到上述姿势，可嘱其抱住摄影架，也能得到同样效果。检查中心线对准第 4 胸椎，并且与暗盒垂直，同样使用铅质防护帘等尽可能遮挡身体其他部位避免受照。曝光时嘱被检者深吸气后屏住，如被检者不能配合，可观察被检者呼吸节律在其吸气末抓拍曝光。

（3）0 ～ 3 岁儿童检查：0 ～ 3 岁儿童 X 线摄影投照距离约 100cm，不使用滤线栅，曝光条件可设置在管电压 50 ～ 60kV，管电流 0.6 ～ 2mAs 范围内调整，投照体位为仰卧位。被检者仰卧于检查床上，身体正中矢状线垂直于检查床并处于台面中线附近，将被检者双臂上举，用就近辅助物品或在家属协助下将其头部及四肢固定，并保持头部正直，下颌略抬，使之与肺尖不致重叠，中心线对准两乳头连线的中心垂直射入，同样使用铅质防护帘等尽可能遮挡身体其他部位避免受照。曝光时可观察被检者呼吸节律在其吸气末抓拍曝光。

2. 移动床旁 DR 操作规程　使用病区专用移动床旁 DR 机进行行动不便或危重症患者的影像学检查，检查前需先确认设备状态良好，图像传输网络畅通，如有异常尽快进行报修。此外应做好平板探测器或 IP 板的防护，可使用塑料袋套上平板，使用后进行消毒处理。

（1）成人检查：成人床旁 X 线摄影投照距离约 100cm，滤线栅是否使用均可，指导患者进行呼吸屏气训练，并协助患者或医务人员去除胸部可能产生伪影的衣物和其他物品，患者取仰卧位，平板探测器或 IP 板紧贴患者背部放置，中心线对准两乳头连线的中心垂直射入，若患者无法平卧，可结合实地情况对患者位置和投照角度进行调整。同样使用铅质防护帘等尽可能遮挡身体其他部位避免受照。曝光时嘱患者深吸气后屏住。

（2）儿童检查：儿童床旁 X 线摄影投照距离约 100cm，不使用滤线栅，曝光条件设置在管电压 50 ～ 60kV、管电流 0.6 ～ 2mAs 的范围调整。投照体位为仰卧位，患儿仰卧于病床上，平板探测器或 IP 板紧贴患儿背部放置，将患者双臂上举，用就近辅助物品或在家长协助下将其头部及四肢固定，并保持头部正直，下颌略抬，使之与肺尖不致重叠，中心线对准两乳头连线的中心垂直射入，若患儿无法平卧，可结合实地情况对患儿位置和投照角度进行调整，使中心线与探测器垂直。曝光时可观察患儿呼吸节律在其吸气末抓拍曝光。

3. CT 操作规程　科室可安排 2 名技师协同进行检查，一名操作 CT 设备，另一名技师专职在检查机房内协助患者摆位并对患者进行呼吸和屏气训练。若条件不允许，可让随行家属或临床陪同人员协助，但应做好个人防护。开始检查前技师应认真核对患者信息、申请单检查项目及注意事项，明确检查目的和患者既往病史；检查床铺一次性检查单，防护用品要用一次性检查单与患者隔离。患者检查过程中应规范佩戴口罩；并在检查前摘除患者本人颈部及胸部所有金属物品。扫描过程中患者应保持静止体位，婴幼儿及无法配合的成人患者可由穿戴防护用具的家属或申请科室指定人员陪同协助或适当采取镇静措施完成检查，技师同时要做好陪同人员的射线防护，必要时可穿戴铅围裙等辐射防护用品。

（1）成人检查：患者通常取仰卧位，身体平躺于检查床中间处，双上肢上举抱头，如手臂上举困难，可放于身体两侧。扫描方式为横断面螺旋扫描，扫描范围从肺尖扫描至较低侧肋膈角下 1cm 处，无法长时间憋气的危重症患者扫描范围从膈底至肺尖以减少因不能屏气造成的呼吸运动伪影，保证图像符合诊断要求。扫描显示野可视情况而定，在 35～45cm 范围调整。重建层厚 1～1.5mm；重型及危重型患者优先缩短扫描时间，采用大螺距 1.5 或 1.7，提高球管转速、加大准直器宽度来调节，以减少患者呼吸运动伪影。

（2）儿童检查：患儿通常取仰卧位，身体平躺于检查床中间处，双上肢上举抱头，如手臂上举困难，可放于身体两侧。定位像扫描参数一般选用轴扫，推荐 80kV，25mA。横断面扫描一般采用螺旋扫描，低剂量，管电压 100kV；使用智能辐射剂量跟踪技术；采集层厚 2～5mm；重建层厚 / 重建层间距 0.5～1.0mm；球管转速 0.27～0.8s/r；螺距 0.5～1.0；开启迭代重建技术。扫描显示野应根据患儿的体型进行调整。此外应严格按照辐射防护规定，遮挡防护患儿的其他身体部位，尤其是患儿性腺等射线敏感部位；婴幼儿的检查应积极做好协助陪护人员的辐射防护。

CT 图像后处理。常规以 5mm 层厚分别重建出肺窗图像和纵隔窗图像，同时使用标准算法或骨算法以 1mm 以下层厚重建出薄层肺窗图像，基于重建的薄层 CT 图像，在横轴位、冠状位和矢状位多层面观察，有利于病灶的检出及对病变范围性质的评估。

其他部位 CT 操作规程与上述规程类似，可根据检查项目和患者情况灵活调整。

此外，在开展烈性呼吸道传染病患者放射影像检查的过程中尚需要注意以下几方面：①需要进行医护人员的规范化培训，加强自我防护。②要对科室的清洁区、半污染区、污染区进行明确划分，对各个区域的防护用具穿着佩戴要明确规范，医务人员进出通道进行明确标识。同时，要考虑空气、物品、设备和人员着装可能造成的污染，规定好污染废弃物定点丢弃的位置，及时安排进行空气、物品和设备的消毒，还要兼顾普通患者和感染患者的检查需求，以及工作流程的高效性。③发热门诊患者每天按照收容人数统筹、定时安排进行影像检查；病房每天安排一次床旁 DR 检查。

烈性呼吸道传染病患者放射影像学检查的保障工作，需要医院、医院机关和其他相关科室的通力合作，及时的专项沟通、及时的反馈和调整可以使放射影像学检查工作更加高效及周密顺畅，确保满足临床需求。放射科影像学检查领导小组和科室医务人员需要关注和重视最新的指南内容，不断调整优化影像学检查方法和流程。

（刘　渊　董景辉　蔡剑鸣）

主要参考文献

[1] 中华人民共和国卫生部 . 甲型 H1N1 流感诊疗方案 (2009 年试行版第一版). 传染病信息 , 2009, 22(3): Ⅰ - Ⅲ .

[2] Chinese Thoracic Society, CMA. Consensus of the clinical management of severe acute respiratory

syndrome. Chin J Tuberc Respir Dis, 2003, 26: 323-324.

[3] 中华人民共和国卫生部.卫生部关于传染性非典型肺炎临床诊断标准和推荐治疗方案及出院参考标准.传染病信息,2003,02:97-98.

[4] 国家卫生健康委员会,国家中医药管理局.新型冠状病毒肺炎诊疗方案(试行第8版).传染病信息,2020, 33(4): 289-296.

[5] Guan W J, Ni Z Y, Hu Y, et al. Clinical Characteristics of Coronavirus Disease 2019 in China. N Engl J Med，2020,382(18): 1708-1720.

[6] 国家卫生健康委办公厅.新型冠状病毒感染的肺炎防控中常见医用防护用品使用范围指引(试行). (2020-01-26)[2021-12-10]. http://www.nhc.gov.cn/xcs/zhengcwj/202001/e71c5de925a64eafbe1ce790 debab5c6.shtml.

[7] 国家卫生健康委办公厅.医疗机构内新型冠状病毒感染预防与控制技术指南(第二版).(2021-04-06) [2021-12-10]. http://www.nhc.gov.cn/yzygj/s7659/202104/f82ac450858243e598747f99c71 9d917.shtml.

[8] 中国研究型医院学会放射专业委员会,解放军放射医学专业委员会,解放军放射诊断设备质量控制专业委员会.新型冠状病毒肺炎影像检查与诊断规范专家共识(第1版).传染病信息,2020, 33(1): 7-9.

[9] 丁金立,章　荫.新型冠状病毒肺炎放射检查方案与感染防控专家共识(试行第一版).新发传染病电子杂志,2020,02:65-73.

[10] 殷小平,邢立红,张宇,马茜,李宏军.新型冠状病毒肺炎影像学诊断指南解读.医学研究与教育,2020,02:1-12.

第二节　新突发呼吸道传染病患者超声影像学检查流程

新突发呼吸道传染病病原体常具高致病性,易引起肺、心脏、肝、肾等多器官功能障碍,导致患者病情迅速恶化甚至死亡。影像学是评估多脏器形态及功能的必要手段,在传染病患者诊治过程中发挥着不可替代的重要作用。同时,烈性呼吸道传染病的高传染性使得影像医师在进行相关检查或有创性操作时,面临暴露于病原体的高风险。因此,超声影像医师应重视按照规范的检查操作流程,做好个人防护,避免交叉感染,并采取措施提高视野清晰度,以保证获取高质量影像,提高诊断准确性。笔者根据实际工作经验,对烈性呼吸道传染病患者的床旁超声检查进行总结,以探讨如何规范相关流程和感染防控措施,杜绝院内传播。

一、床旁超声影像学检查的意义

相关研究表明,非典型性肺炎病原体、COVID-19病毒的主要靶器官是肺,但同时可能损害心脏、肝、肾等多个脏器,部分患者可出现暴发性心肌炎,重症患者合并心功能不全,是影响预后、造成患者死亡的重要原因。

超声影像学检查具备无辐射、实时成像、移动便捷的优点,是临床常用的影像学检查技术,可以协助临床医师准确诊治及判断预后。对于烈性呼吸道传染病的轻症患者,床旁超声影像学检查可进行多脏器筛查；对于出现严重肺炎和（或）急性呼吸窘迫综合征，接受机械通气和行动不便的重症及危重症患者，不便反复进行 CT 检查，可采用便捷的床旁超声影像学检查，多次重复，动态监测重症患者肺部受累情况，并进行全心功能评估。目前，床旁超声影像在重症医学领域的应用已日益广泛。除为烈性呼吸道传染病患者进行多脏器常规超声影像评估外，还可开展床旁超声造影、床旁超声引导下穿刺操作，为临床诊治提供高质量的影像学支持。

二、床旁超声影像学检查的准备

1. 仪器准备

（1）固定使用的便携式超声诊断仪 1 台，如需轮流接诊确诊、疑似及无症状感染病例，交替检查前应充分擦拭消毒仪器。超声诊断仪应具备灰阶、M 型、彩色多普勒、频谱多普勒、组织多普勒成像及低机械指数谐波成像功能，配备凸阵、线阵及相控阵探头。仪器进入隔离区后不能随意转移，完成检查工作后要充分擦拭消毒后再应用于非传染病患者。

（2）固定影像工作站 1 台，完成疑似病例和确诊病例的图像数据传输及报告书写。

2. 人员准备　选派专业经验丰富、综合诊治能力强、体力较好的超声医师轮流承担检查任务，合理安排休息时间。上岗前，进行个人防护技术培训，重点是口罩、面屏或护目镜的正确佩戴，并时刻注意手卫生。准备好相应的个人防护物品：按照个人防护技术要求，为疑似或确诊患者进行一般性诊疗活动中，采用二级防护措施。做好手卫生之后，依次佩戴一次性工作帽、医用防护口罩（防护等级 N95 或 N99，佩戴时做好医用防护口罩适合性测试和密合性测试）、分体式工作服、手套，更换工作鞋，穿戴一次性防护服、一次性靴套、两层手套，根据医疗操作内容佩戴护目镜或防护面屏。在进入隔离区前，应明确相应物资是否齐全，有无替代或备用。在隔离病房进行超声引导下有创性操作时，采用三级防护措施。

三、床旁超声影像学检查的流程

1. 进入隔离区前

（1）仪器调试：首次进入隔离区前，需进行仪器调试，检查便携式床旁超声仪电池电量是否充足，是否充电正常，并额外自备接线板（线长 5m 以上最佳），检查各按键是否灵敏，清洁探头。

（2）辅助物品准备：带齐耦合剂、记录用纸、笔、清洁用干燥纸巾或一次性消毒湿巾，备 75% 医用乙醇或 2% 戊二醛消毒探头。每次进入隔离区前，将待检查的患者病区、床号、姓名和 ID 号记录在记录纸上，留出足够空白区域记录数据。

（3）个人防护准备：再次核对所需物品是否齐备。佩戴眼镜或易出汗的超声医师，如佩戴护目镜，应对眼镜和护目镜做防雾处理，可大大减轻雾气对视野清晰度的干扰，提高诊断质量。眼镜及护目镜防雾气处理方法：可预先涂抹碘伏、洗洁精、眼镜专用防雾剂、乙醇等，实际使用中薄涂一层碘伏的效果最佳。二级防护标准也可仅佩戴防护面屏，面屏为半封闭状态，不易产生明显雾气，无须进行防雾处理。

2. 进入隔离区

（1）控制暴露时间：进入隔离病房后，首先记录开始暴露的时间（以超声仪器时间为准），同时记录计划离开的时间，检查过程中随时查看时间。

（2）检查前准备：核对患者姓名、床号及 ID 号，在仪器中录入患者信息，将测量数据记录在事先准备好的记录纸上，做好图像存储。为防止交叉感染，每完成一名患者的检查后，均清洁消毒探头，推荐 75% 医用酒精或 2% 戊二醛擦拭。

（3）患者准备：患者须佩戴口罩，一般取平卧位，超声心动图检查时取左侧卧位，危重患者可取平卧位或半卧位。

（4）灰阶超声

1）肺部：①胸膜线和 A 线。胸膜线为肋骨线深面一条随呼吸运动来回滑动的高回声线。在胸膜线下方，同胸膜线保持平行及彼此等距线状高回声，其强度依次递减，即为 A 线，正常肺组织从超声影像中可以看到 3 条甚至 3 条以上的 A 线。② B 线。也称垂直线，是与胸膜线垂直的、向屏幕底部延续的条状强回声。为肺间质或肺泡水含量增加而产生的，B 线数量多少及间距与肺通气损伤有关，常见的 B 线为 B7 线和 B3 线，B7 线为两条 B 线之间的距离约为 7mm，B3 线为两条 B 线之间的距离 ≤ 3mm，B 线之间的距离越小提示肺水肿越严重，从间质水肿到肺泡水肿，B 线的距离越来越小，直至完全融合形成肺实变影，呈"白肺"图像。③支气管充气征。支气管充气征是实变肺超声图像内支气管内潴留气泡产生的点状或线状高回声征象。④"肝样变"和碎片征。当大片肺实变时，肺泡内填有液体或细胞碎片甚至肺泡塌陷，实变肺组织呈现类似于肝实质的回声，即"肝样变"。小片肺实变表现为不规则的碎片状回声，即"碎片征"。⑤胸腔积液。观察双侧肋膈角及胸腔内有无液性暗区，测量深度。

2）腹部：观察肝脏大小形态及实质回声情况，门静脉、肝动脉、肝静脉及下腔静脉；观察胆囊、肝内外胆管；观察胰腺大小形态及实质回声情况；观察脾脏大小形态及实质回声情况；观察肾脏大小形态及皮髓质回声情况，集合系统有无分离；观察肝脏周围、脾脏周围和腹腔有无积液。

3）心脏：测量各房室腔的径线；评估左心室收缩及舒张功能；评估右心室收缩功能；评估肺动脉压；测量下腔静脉内径及吸气塌陷率；观察心包有无积液，评估积液量，有无心脏压塞。

4）产科：观察胎儿生长发育情况，测量双顶径、头围、腹围及股骨长，测量羊水深度或羊水指数；监测胎心及脐血流情况；观察胎盘位置、成熟度，有无早剥。观察宫外结构有无异常。

5）下肢静脉：重点观察血管，股总静脉、股深静脉近段和股浅静脉、腘静脉，检查并评估血栓位置、最大湍流处管腔狭窄程度。

（5）超声造影，即对比增强超声（contrast-enhanced ultrasound，CEUS）：目前，临床广泛应用的造影剂是声诺维（商品名），其核心成分为六氟化硫惰性气体微泡，外被脂质外壳，平均直径 2.5μm，平均半衰期 12 分钟，其成像特点为纯血池增强显像，经肘正中静脉团注入血，最终经肺呼出体外。该造影剂的所有成分均无毒，不良反应发生率极低，使用前无须进行过敏试验及肝肾功能评估，尤其适用于肝肾功能衰竭患者的诊治需求。操作过程：建立静脉通路，由一名护士配合进行造影剂静脉团注，启动低机械指数谐波造影模式，完成超声造影评估。适用于严重进展性疾病的床旁评估，CEUS 可实时动态评估腹部实质脏器的微循环灌注情况，在器官衰竭的紧急阶段，可以显示器官供血动脉的狭窄，以及包膜附近毛细血管充盈延迟，局部实质灌注减少或伴有毛细血管高循环的炎性充血，以快速排除局部梗死。

（6）床旁超声引导下穿刺术：应用超声影像技术进行床旁穿刺定位和实时引导，安全、高效，可实现肝肾经皮定位穿刺活检术、肝脓肿经皮穿刺置管引流术、胸腔积液及腹水穿刺抽吸术、胸腔积液及腹水置管引流术及心包积液置管引流术等，适用于床旁诊治肝脓肿、胸腔积液及腹水、心包积液等并发症。上述有创性穿刺术应在操作医师做好个人防护的同时，严格无菌操作，由于已经佩戴个人防护手套，建议选择稍大一号的无菌手套，更加便于穿刺。注意如有被患者血液、体液沾染等情况，完成操作摘除无菌手套后，立即进行手卫生。

（7）数据传输：目前最新的床旁超声诊断仪已实现无线影像传输，可即时一键传输静态/动态图像。如不具备无线传输条件，可采用移动式硬盘完成图像传送，注意将硬盘带出污染区之前应充分擦拭消毒；如仅需提供测量数据，则将数据记录在纸上，拍照后经过网络传输。

（8）远程会诊：超声图像的获取依赖超声医师的手法和经验，除采集规范化的超声标准切面外，还需根据患者情况进行个体化图像采集。因此，对于疑难病例，可进行实时远程会诊，在专家指导下获取足够的超声图像信息，提升诊断准确性，实现诊断即时性。

（9）设备维护及消毒：完成检查任务后，仪器表面首选 500～2000mg/L 含氯消毒液擦拭消毒，不耐腐蚀的超声探头使用 2% 双链季铵盐或 75% 乙醇擦拭消毒，如有污染随时消毒处理。对于肉眼可见的污染物应先使用一次性吸水材料清除污染物，然后常规消毒。

3. 离开隔离区　单次检查完成后，将床旁超声仪器放至隔离病房的固定位置保存，注意检查仪器是否需要充电，整理仪器中的测量数据及超声图像，检查辅助物资的损耗情况，以便下次补充。按照个人防护的穿脱步骤，在半污染区脱下个人防护装备，过程中尤其应重视手卫生，在更衣室全身沐浴清洁，更换衣物。

四、其他事项

1. 合理安排单次进入隔离病房后的检查患者数量及顺序，单次暴露时间尽量控制在 4 小时以内，确保超声医师精力充沛，保证检查质量。根据笔者经验，暴露 2 小时后，即使进行了防雾预处理，护目镜仍可能出现明显水雾，视野清晰度下降，将影响超声医师对图像的识别和数据测量。

2. 检查过程中注意动作轻柔，既体现对患者的人文关怀，又减少超声医师体力消耗，防止呼吸频率过高而产生大量雾气干扰。此外，超声医师采用二级防护进行床旁检查时，应避免在患者接受雾化吸入、吸痰、气管切开等操作后立即实施，以避开上述医疗操作中可能产生的气溶胶。

3. 合理安排轮岗，保证超声医师的休息时间。承担床旁超声检查的医师，在进入隔离病房工作期间，应单人单间居住，在集中居住地与隔离病房之间安排固定车辆通勤，实行两点一线封闭式管理。

4. 做好医疗物资保障、医师的生活保障，为一线医护人员提供必要的心理疏导和心理支持。

（冯　卉　冯　松　刘方义）

主要参考文献

[1] 国家超声医学质量控制中心，中华医学会超声医学分会. 超声医学科新型冠状病毒感染防控专家共识（第一版）. 中华医学超声杂志（电子版），2020, 17(3): 201-207.

[2] 中国医师协会超声医师分会，解放军超声医学专业委员会，北京超声医学学会，等. 新型冠状病毒防控期间超声医护人员防护指导意见. 中华医学超声杂志（电子版），2020, 17(3): 208-212.

[3] Huang Chaolin, Wang Yeming, Li Xingwang, et al. Clinical features of patients infected with 2019 novel coronavirus in Wuhan, China. The Lancet. 2020, Published online. DOI: 10.1016/S0140-6736(20)30183-5.

[4] 床旁超声在急危重症临床应用专家共识组. 床旁超声在急危重症临床应用的专家共识. 中华急诊医学杂志, 2016, 25(1): 10-21.

[5] Jung EM, Stroszczynski C, Jung F. Contrast enhanced ultrasonography (CEUS) to detect abdominal microcirculatory disorders in severe cases of COVID-19 infection: First experience. Clinical Hemorheology and Microcirculation, 2020, 74(4):353-361.

[6] Marco Allinovi, Alberto Parise, Martina Giacalone, et al. Lung Ultrasound May Support Diagnosis and Monitoring of COVID-19 Pneumonia. Ultrasound Med Biol, 2020, 46(11): 2908-2917.

[7] Soccorsa Sofia, Andrea Boccatonda, Marco Montanari, et al. Thoracic ultrasound and SARS-COVID-19: a pictorial essay. J Ultrasound, 2020, 23(2): 217-221.

第 10 章

传染病患者标本的采集与送检

传染病患者标本的留取与送检是疫情控制的质控重要环节。正确采集、保存、包装、送检等规程，一方面要确保标本合格，减少假阳性、假阴性结果出现；另一方面，规范的操作流程是避免交叉感染的重要手段。

一、采集对象

新突发呼吸道传染病的确诊病例、可疑感染人员和其他需要进行检测的人员，以及可能被污染的环境或物品等。

二、采样人员基本要求

从事标本采集的技术人员应当经过生物安全、检测技术培训并合格，熟悉标本采集方法，熟练掌握标本采集操作流程。应严格按照操作流程进行采样，按要求做好标本信息记录，确保标本质量符合要求、标本及相关信息可追溯。

三、标本采集基本要求

1. 住院病例的标本由所在医院的住院病区医护人员采集；发热门诊患者由发热门诊医护人员采集；密切接触者、次密接者标本由当地指定的疾控机构、医疗机构负责采集；普通排查患者标本由指定机构组织在核酸采集点完成。

2. 采集标本时，要根据不同采集对象设置不同的采样区域，发热患者前往发热门诊就诊、采样，避免交叉感染。

3. 无症状感染者、入境人员、密切接触者在隔离观察期间应采集鼻咽拭子进行核酸检测，解除隔离时应同时采集 2 份鼻咽拭子样本，分别使用不同核酸检测试剂检测，两次检测原则上由不同的检测机构开展。

4. 根据临床及实验室检测工作的需要，可在住院、隔离期间多次采样，可同时采集呼吸道、血液、便等多种标本。采样人员应严格遵循采样规范采集标本，保障所采集标本质量符合要求，同时应详细记录受检者的信息。

5. 人群筛查应根据核酸提取、检测所用试剂的要求确定采样管，可选择含病毒灭活剂（胍盐或表面活性剂等）的采样管。用于病毒分离的标本应放置于不含有病毒灭活剂的采样管。

6. 物品和环境监测应根据监测目的和防控需求，确定采样物品、位置与数量，采样时应严格遵循采样规范。

四、门诊核酸采集点设置管理要求

1. 采样点设置应当遵循安全、科学、便民的原则，根据不同采集对象设置不同的采样区域，将发热患者与其他患者、"愿检尽检"人群分区采样，避免交叉感染。

2. 采样点应为独立空间，具备通风条件，内部划分相应的清洁区和污染区，配备手卫生设施或装置。脱摘个人防护用品区域应具有一定的空间面积，与其他区域物理隔断，同时配备外科口罩、有效的速干手消毒剂、套有医疗废物垃圾袋的专用垃圾桶，垃圾桶需为脚踏带盖式。

3. 设置预检分诊点，工作人员按要求做好个人防护，严格查验"两码"，详细询问流行病学史，一旦发现可疑人员应及时报告，并引导至发热门诊就诊。

4. 等候区设置人行隔离通道，同时设置前后、左右至少一米线距离，等待人员必须佩戴口罩。加强巡视，避免人员聚集，指导人员正确佩戴口罩。

5. 采样点需设立清晰的指引标识，并明确采样流程和注意事项。设立独立的等候区域，尽可能保证人员单向流动，落实"一米线"间隔要求，严控人员密度。

6. 采样人员应相对固定，按要求做好个人防护，加强体温及健康监测，纳入集中闭环管理，定期进行病原学检测。

7. 室内采样点应加强通风换气，以开门开窗不间断自然通风为主。如无条件自然通风，根据空间面积，配备一定数量的人机共存型循环风空气消毒机进行不间断空气消毒。如没有安装循环风空气消毒装置，每日采集结束后，无人条件下使用一定数量的移动式紫外线灯管进行辐照消毒，一次不少于 60 分钟。

8. 室外采样点空气无须特别消毒。不建议使用消毒剂对空旷场所进行喷雾消毒。

9. 地面和室内的物品，桌、椅等物体表面按要求进行消毒，如遇污染随时消毒；每日工作结束后应对采样点进行终末消毒。

10. 地面和室内的物品，桌、椅等物体表面受到血液、体液等明显污染或发生分泌物等物质溅污时，按照污染物处置流程进行清洁消毒。

11. 核酸采样点产生的医疗废物按照感染性医疗废物处置。

五、采集标本的种类

一般采集急性期呼吸道标本（包括上呼吸道标本或下呼吸道标本），对于重症病例优先采集下呼吸道标本；根据临床需要可留取便标本、全血标本、血清标本和尿标本。物品和环境标本根据监测需求采集。

1. 上呼吸道标本　包括鼻咽拭子、咽拭子等。

2. 下呼吸道标本　深咳痰液、肺泡灌洗液、支气管灌洗液、呼吸道吸取物等。

3. 便标本/肛拭子　留取粪便标本约 10g（花生大小），如果不便于留取便标本，可采集肛拭子。

4. 血液标本　抗凝血，采集量 5ml，建议使用含有 EDTA 抗凝剂的真空采血管采集血液。

5. 血清标本　尽量采集急性期、恢复期双份血清。第一份血清应当尽早（最好在发病后 7 天内）采集，第二份血清应当在发病后第 3 ～ 4 周采集。采集量 5ml，建议使用无抗凝剂的真空采血管。

6. 尿标本　留取中段晨尿，采集量 2 ～ 3ml。

7. 物表标本　包括进口冷链食品或进口货物的内外包装表面，以及运输储藏工具等可能被污染的部位进行涂抹采集标本。

8. 污水标本　根据海运口岸大型进口冷冻物品加工处理场所排水系统分布情况，重点选取污水排水口、内部管网汇集处、污水流向的下游或与市政管网的连接处等 2 ～ 3 处点位进行采样。

六、标本采集和处理

1. 鼻咽拭子　采样人员一只手轻扶被采集人员的头部，另一只手执拭子，拭子贴鼻孔进入，沿下鼻道的底部向后缓缓深入，由于鼻道呈弧形，不可用力过猛，以免发生外伤出血。待拭子顶端到达鼻咽腔后壁时，轻轻旋转一周（如遇反射性咳嗽，应停留片刻），然后缓缓取出拭子，将拭子头浸入含 2 ～ 3ml 病毒保存液（也可使用等渗盐溶液、组织培养液或磷酸盐缓冲液）的管中，尾部弃去，旋紧管盖。

2. 咽拭子　被采集人员先用生理盐水漱口，采样人员将拭子放入无菌生理盐水中湿润（禁止将拭子放入病毒保存液中，避免抗生素引起过敏），被采集人员头部微仰，嘴张大，并发"啊"音，露出两侧扁桃体，将拭子越过舌根，在被采集者两侧扁桃体稍微用力来回擦拭至少 3 次，然后再在咽后壁上下擦拭至少 3 次，将拭子头浸入含 2 ～ 3ml 病毒保存液（也可使用等渗盐溶液、组织培养液或磷酸盐缓冲液）的管中，尾部弃去，旋紧管盖。咽拭子也可与鼻咽拭子放置在同一管中。

3. 鼻咽抽取物或呼吸道抽取物　用与负压泵相连的收集器从鼻咽部抽取黏液或从气管抽取呼吸道分泌物。将收集器头部插入鼻腔或气管，接通负压，旋转收集器头部并缓慢退出，收集抽取的黏液，并用 3ml 采样液冲洗收集器 1 次（亦可用小儿导尿管接在 50ml 注射器上来替代收集器）。

4. 深咳痰液　要求患者深咳后，将咳出的痰液收集于含 3ml 采样液的采样管中。如果痰液未收集于采样液中，可在检测前加入 2 ～ 3ml 采样液。

5. 支气管灌洗液　将收集器头部从鼻孔或气管插口处插入气管（约 30cm 深处），注入 5ml 生理盐水，接通负压，旋转收集器头部并缓慢退出，收集抽取的黏液，并用采样液冲洗收集器 1 次，也可用小儿导尿管接在 50ml 注射器上来替代收集。

6. 肺泡灌洗液　局部麻醉后将纤维支气管镜通过口或鼻经过咽部插入右肺中叶或左肺舌段的支气管，将其顶端契入支气管分支开口，经气管活检孔缓缓加入灭菌生理盐水，每次 30 ～ 50ml，总量 100 ～ 250ml，不应超过 300ml。

7. **粪便标本**　取 1ml 标本处理液，挑取黄豆粒大小的粪便标本加至管中，轻轻吹吸 3～5 次，室温静置 10 分钟，以 8000r/min 离心 5 分钟，吸取上清液进行检测。

8. **肛拭子**　用消毒棉拭子轻轻插入肛门 3～5cm，再轻轻旋转拔出，立即放入含有 3～5ml 病毒保存液的 15ml 外螺旋盖采样管中，弃去尾部，旋紧管盖。

9. **血液标本**　建议使用含有 EDTA 抗凝剂的真空采血管采集血液标本 5ml，根据所选用核酸提取试剂的类型确定以全血或血浆进行核酸提取。如需分离血浆，将全血 1500～2000r/min 离心 10 分钟，收集上清液于无菌螺口塑料管中。

10. **血清标本**　用真空负压采血管采集血液标本 5ml，室温静置 30 分钟，1500～2000r/min 离心 10 分钟，收集血清于无菌螺口塑料管中。

11. **物体表面标本**　要求用病毒采样管中的病毒保存液，充分浸润采样棉签后，对拟采集的手部或物体（包括公共通道的地面）的表面重复涂抹、涮洗 3 次以上。同时要满足对采样对象表面，进行多点分布式采样。

12. **污水标本**　选取 2～3 处污水采样位置，重点为内部管网汇集处、水流方向的下游或与市政管网的连接处。采集拭子样本要求，用采样棉签浸入污水中，使其吸附污水并在采样管中对涮洗 3 次以上。采集污水样本要求，用聚乙烯塑料瓶收集 30～500ml 污水水样；＞500ml 体积的污水采集可以使用聚乙烯塑料桶或现场水样专用富集设备。同时要满足对污水采样位置，进行多点分布式采样。如果污水难以充分混合，出现分层现象时，可按各层水量的比例分层取样。

七、标本包装

标本采集后在生物安全二级实验室生物安全柜内分装。

1. 所有标本应放在大小适合的带螺旋盖内有垫圈、耐冷冻的样本采集管里，拧紧。容器外注明样本编号、种类、姓名及采样日期。

2. 将密闭后的标本装入密封袋，每袋限一份标本。样本包装要求要符合《危险物品航空安全运输技术细则》相应的标准。

3. 涉及外部标本运输的，应根据标本类型，按照 A 类或 B 类感染性物质进行 3 层包装。

八、标本保存

用于病毒分离和核酸检测的标本应当尽快进行检测，可在 24 小时内检测的标本可置于 4℃保存。24 小时内无法检测的标本则应置于 -70℃或以下保存（如无 -70℃保存条件，则于 -20℃冰箱暂存）。血清标本可在 4℃存放 3 天，-20℃以下可长期保存。应当设立专库或专柜单独保存标本。

九、标本送检

标本采集后应尽快送往实验室，标本采集后室温（25℃）放置不宜超过 4 小时。如果需要长途运输，建议采用干冰等制冷方式进行保藏。标本运送期间应当避免反复冻融。

本土首发或早期病例、与早期病例有流行病学关联的关键病例、境外输入病例及相关环境阳性标本等所有原始标本应平行采集至少 2 份，一份送各省级疾控机构进行检测，另一份送中国疾控中心进行检测、复核。

新发传染病标本或其他潜在感染性生物材料的运输包装分类属于 A 类，对应的联合国编号为 UN2814，包装符合国际民航组织文件 Doc9284《危险物品航空安全运输技术细则》的 PI620 分类包装要求。环境样本属于 B 类，对应的联合国编号为 UN3373，包装符合国际民航组织文件《危险物品航空安全运输技术细则》分类包装要求，通过其他交通工具运输的可参照以上标准包装。应按照《可感染人类的高致病性病原微生物菌（毒）种或样本运输管理规定》（原卫生部令第 45 号）办理《准运证书》。

由专业运输车辆运送，运送人员和接收人员应对标本进行双签收。应由专人管理，准确记录标本及毒株的来源、种类、数量，编号登记，采取有效措施确保毒株和样本的安全，严防发生误用、恶意使用、被盗、被抢、丢失、泄漏等事件。

（贾红军　庄英杰）

主要参考文献

[1] 国务院应对新型冠状病毒肺炎疫情联防联控机制综合组.新型冠状病毒肺炎防控方案（第八版）.（2021-05-11）[2021-11-12]. http://www.gov.cn/zhengce/content/2020-05/08/content_5509896.htm.

[2] 国家卫生部.可感染人类的高致病性病原微生物菌（毒）种或样本运输管理规定.（2005-12-28）[2021-11-12].http://www.nhc.gov.cn/qjjys/s3589/200804/081c1f4c9a934fda887c1534abb3dd94.shtml.

[3] 国务院应对新型冠状病毒肺炎疫情联防联控机制综合组.关于印发农贸（集贸）市场新型冠状病毒环境监测技术规范的通知.（2020-07-30)[2021-11-16].http://www.gov.cn/zhengce/zhengceku/2020/07/30/content_5531368.htm.

[4] 国际民用航空组织.危险物品安全航空运输技术细则.(2021-01-01)[2021-11-18].https://www.icao.int/publications/Documents/9284_2021_2022_add_01_zh.

[5] 中华人民共和国国务院.病原微生物实验室生物安全管理条例.（2004-11-12）[2021-11-18].http://www.gov.cn/zhengce/2020-12/27/content_5574545.htm.

第 11 章

传染病患者的转运工作流程与实践

转运工作是呼吸道传染病防控工作中的一个关键环节，贯穿疫情防控全程，尤其是疫情初期，确诊和疑似患者数量剧增，给转运工作带来较大压力。一般来讲，各地急救中心是承担救护车转运任务的主力单位，但各传染病收治单位也可能会承担一部分转运任务。

为确保转运工作顺利开展，有效控制疫情，国家卫健委先后颁布了《关于做好传染性非典型肺炎病人和疑似病人转运工作的通知》《甲型 H1N1 流感病例转运工作方案》《新型冠状病毒感染的肺炎病例转运工作方案（试行）》等指导性文件。各地急救中心、传染病收治医院和相关学会组织也编写了一些关于呼吸道传染病转运的指南规范或专家共识。上述文件和文献，给转运工作的开展提供了很好的遵循和指导意见。

一、呼吸道传染病患者转运工作的特点

1. 感染风险高　转运过程中医患共处狭小的密闭空间，时间时长时短，医护人员面临的感染风险较大。

2. 参与转运的医护人员业务水平要求较高　转运不仅是将患者或疑似患者从 A 点转移至 B 点，而且面临在救护车上对危重患者进行管理、紧急情况进行处置的任务；不仅是对成年患者的转运，还包括对儿童、孕妇、老年人等特殊患者的转运和管理。

3. 转运工作中物资配备要求周全　转运工作需要配备专用救护车、转运设备、各种防疫物资、救治设备和药品等，需事先计算配备到位，工作中很难临时补充。

4. 转运工作全流程管理和预案的要求繁多　转运工作涉及医疗安全、防止交叉感染、通信畅通、环境物品消杀、个人防护、合理排班、突发情况处置等方面均要有完整的预案，一定要有全流程管理制度，包括人、车、物等，确保工作中不出纰漏。

二、国家对呼吸道传染病患者转运工作的指导性意见

2003 年 SARS 流行期间，卫生部办公厅颁布了《关于做好传染性非典型肺炎病人和疑似病人转运工作的通知》。2009 年 5 月 7 日，针对当时的甲型 H1N1 流感疫情，颁布了《甲型 H1N1 流感病例转运工作方案》，同年 7 月 13 日，又对上述方案进行修订。2020 年 1 月，新冠肺炎疫情暴发后，国家卫健委颁布了《新型冠状病毒感染的肺炎病

例转运工作方案（试行）》（以下简称《方案》）。与 2009 年时颁布的转运工作方案相比，2020 年版的转运方案更加强调了负压救护车的使用。由此可以看出，根据疾病特点、传染性和危害程度的不同，转运的要求也会略有差别。但是，基本要求、转运要求、工作流程中的大部分内容如消毒隔离规范、防护用品穿脱、救护车消毒等基本相同。

在上述《方案》中，可以看出国家对呼吸道传染病转运工作有以下几点原则性要求：①转运调度工作由归属地卫生行政部门负责；②应设立独立的转运工作组；③转运车辆应保持驾驶室与车厢的绝对隔离；④配备必要的医疗设备和防护、消杀用品；⑤穿脱防护物品流程和要求与一线医务人员相同。

三、转运工作中相关概念与设备

1. 转运对象　通常情况下，转运对象包括呼吸道传染病确诊患者、疑似患者、密切接触者、发热待查者、来自高危地区待排查者等。上述人员的具体定义、判断标准在不同的传染病防控工作中会有差异，以最新版官方指南为准。

2. 防护装备

（1）医务人员防护装备：根据《方案》要求，转运司机应按一级防护标准防护；医护人员按二级或三级防护标准防护。

二级防护任务的转运对象包括疑似、确诊、无症状感染者、密切接触者、发热待查者、院间院内转运者等病情相对稳定、生命体征平稳，且转运时不需要呼吸机辅助呼吸的患者。

如果在转运过程中需要持续呼吸机辅助呼吸，或可能进行气管内插管、心肺复苏、吸痰等可能产生气溶胶的情况下，建议随车医护人员应按三级防护标准防护。

（2）被转运者的防护要求：无论转运前被转运者所在何处（如社区、家中、发热门诊、医疗机构等），均要求被转运者佩戴一次性外科口罩；如条件允许，也可佩戴无呼吸阀的 N95 口罩。可自己行走的，在经过电梯、楼道、开关门时，不要用手直接触碰周边环境物品。转运工作结束后，严格按照规范对转运车辆进行清洁消毒。

根据传染病等级、传染指数、患者病情、转运条件、周边环境等情况，必要的时候，也可在经过专家论证后，使用负压隔离舱（负压担架）（图 11-1）转运患者。市面上有很多负压隔离舱（负压担架）产品，其结构和原理是相同的。一般由舱体（目前的产品多数是透明的）、过滤器、风箱（产生负压）、电池（动力）几大部分组成。风箱工作启动负压系统，维持舱内负压环境，保持舱内空气单向流动经过滤器排出，达到保持舱内持续有新鲜空气循环、舱内空气经净化后排出，对周边环境和人员起到保护的目的。负压隔离舱（负压担架）可有效阻止各种病毒的传播和交叉感染。

负压隔离舱（负压担架）在实际使用中也有

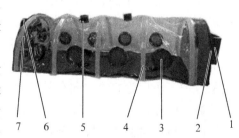

图 11-1　负压隔离舱

1. 负压生成系统；2. 水密封拉链；3. 操作口；4. 支撑杆；5. 附加孔；6. 高效过滤器；7. 舱体

一些注意事项：①严格掌握使用条件。负压隔离舱（负压担架）使用的主要目的是保护转运患者所经过的周边环境及人员，使用过程中可能会涉及负压舱的安装和调试、患者搬运等环节，增加了转运的时间和人力成本；医护人员身着PPE（二级或三级防护）条件下身体行为的灵活性已经受到影响，还要搬运、监测负压隔离舱里的患者，行动非常不方便；另外，尽管大多数负压舱都做了透明的设计，但患者在负压舱内无论从心理上还是身体上的主观体验并不好。②在使用前一定要确保电池剩余足够电量，最好配有备用电池，因为一旦断电，患者会面临缺氧风险。③如果要将负压舱转运到救护车上，无疑会使本来狭小的车厢空间变得更加拥挤，加上负压舱本身也不利于操作，转运途中如需对患者病情进行诊断和处置非常不便。④危重患者不宜使用。在负压舱内无法保证生命体征监测以及呼吸、循环功能支持和抢救。⑤负压舱使用后应严格按要求进行消毒及更换滤芯。

3. **转运车辆**　呼吸道传染病转运工作优先选用负压救护车。如疫情规模大、患病人数多，救护车可能在一定时期内处于紧缺状态，或者硬件条件不允许时，普通救护车也可用于呼吸道传染病患者的转运。

无论是普通救护车还是负压救护车，驾驶室都要保持空间的独立性且与车厢严密隔离，以确保驾驶员的安全。有的救护车在驾驶室和车厢之间留有推拉窗，应特别注意提前对窗户缝隙做好密封，并测试密封效果满意后再投入使用。驾驶舱与医疗舱应各自具有独立冷暖空调系统，并可独立调节。没有独立空调系统的救护车应避免使用空调，以免通过空调系统通风管道传播病原体形成交叉感染。

（1）普通救护车：不具备负压系统的救护车，车辆行驶时同时开启驾驶室和医疗舱的侧窗玻璃进行通风换气，可在车身外侧周围形成负压区，使驾驶室和医疗舱内空气加速排出。医疗舱换气扇也可使车内空气从车顶排出。有利于对驾驶员和医护人员的保护（图11-2）。但需要强调的是，这种普通救护车尽量不用于转运新突发烈性呼吸道传染病，只在特殊、困难情况下使用；另外，转运过程中尽量选择人群稀少路径转运，以免造成对外界的污染。

（2）负压救护车：负压救护车是转运呼吸道传染病的最优选择。负压系统启动后可以使医疗舱内形成负压，保证车厢内空气经过高效过滤器排出车外。通风系统和负压系统是负压救护车的核心，应符合国家标准。医疗舱的通风换气系统在静止状态下应能确保医疗舱内外换气每小时不少于20次。启动负压装置时，医疗舱内相对压强应在 $-30 \sim -10 \mathrm{Pa}$，必要时低于外界压强 $-100 \sim -80 \mathrm{Pa}$。同时，空气过滤器应符合国家标准，对粒径 $0.3 \mu \mathrm{m}$ 的微粒气溶胶滤出率 $> 99.7\%$。好的气流流场结构能够抑制污染空气从救护车医疗舱的缝隙向车外扩散，使污染空气以最短的路径或最快的速度到达高效过滤器。因此，在患者头部位置应设有负压抽气口，必要时设有定向负压管路。医疗舱内进出风口按照上进下排、前进后出的对角原则布置，使得形成从上到下，从前到后的定向气流，必要时还应形成从右到左的气流，使从医护人员一侧到患者一侧产生阶梯压力，有效保护医护人员（图11-3）。开启医疗舱空调时，空调风向及风力因素会对气流流场结构产生影响，呼吸道传染病病原体会随空调气流的方向运动，应引起高度重视。

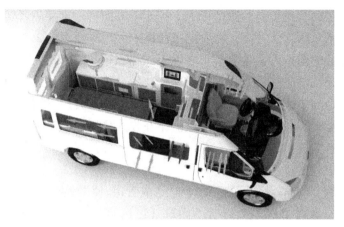

图 11-2　普通救护车行驶时开窗和排气扇工作时车内空气流动示意图

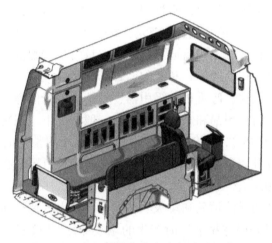

图 11-3　负压救护车车内空气流动示意图

（3）非急救转运车辆：非急救转运车辆主要承担涉及航口、港口、火车站或其他来自高风险地区人员的集体转运、隔离、筛查等任务，一般选择大型客车。转运前，完成被转运对象的流行病学调查，必要时行病原学检测筛查，检测体温等。对被转运人员应该进行初筛分组，尽量保证同一流行病学史及症状、体征患者一起转运，不同特征人员分组转运。车内配备必要的医疗设备和医护人员，应保持转运人员合理安全的间距，转运人员需佩戴口罩，一般每次转运人数不超过 20 人。转运后，车辆规范洗消。

（4）注意事项：负压救护车在使用前应提前开启负压系统。车内会有调整负压的旋钮和显示负压的仪表，根据需要调整负压到所需要的数值。如果调整过程中负压值不足，应检查车厢的密闭性。空调的使用应严格按照说明书建议操作，或禁止使用。对于负压救护车，在操作中要确保处在负压工作状态。救护车转运疑似病例、密切接触者、院外发热待查者时，应严格遵守一车一例的要求。转运确诊病例、无症状感染者时，视情况可安排一车多例，转运危重患者时应保证一车一例。

（5）随车医护人员的要求：一般情况下，每次转运应至配备医务工作者 3 ～ 5 人。

对非危重患者转运时司机 1 人、医师 1 人、护士 1 人即可。重症患者转运时，可能涉及患者搬运、途中紧急医疗处置等，需要配备司机 1 人、医师 1～2 人、护士 2 人。

参与转运任务的医护人员需具备中级以上职称和相关临床专业救治知识，熟练掌握穿脱防护服、院感洗消、基础生命支持技术，熟悉救护车内各种急救设备操作和药品基数，同时参与转运的医务人员尽可能选择身体素质较好人员，搬运需要一定体力。

4. 转运救护车配备的物资和装备　救护车在投入使用前应确保医疗救治和防护物品配备齐全，建议打印一张清单存放在车内固定位置，标注好物品名称、数量、型号、效期等参数。

相关设备包括：①供氧设备。包括氧气瓶、送氧管道。使用前需确保氧气瓶氧气量充足、压力正常。同时，配备好吸氧鼻导管、面罩（包括储氧面罩）、湿化瓶、移动氧气源。此外，车内应配备有创和无创呼吸机，并提前检查确保设备正常使用。②诊断设备。包括体温计、血压计、血氧饱和度仪、听诊器、手电筒、血糖仪、心电监护仪等。③治疗设备。包括输液器、输液支架或挂钩、输液泵、微量泵、加压输液器、各种注射器、针头、棉签、碘伏、乙醇等耗材，按 1 例重危患者抢救用量为基数配备。同时需配备必要的液体（葡萄糖溶液、生理盐水、胶体）和急救、毒麻药品、抗晕车药品等。④生命支持设备。包括心电监护、除颤仪、呼吸机、吸引器、气管插管套件等。⑤转运单架，应提前熟悉使用方法。⑥个人防护用品和车内消毒剂。一般情况下，在转运过程中不得在车厢内更换个人防护装备（PPE），但仍需配备一定基数、不同型号的 PPE，以备特殊情况下使用。应配备一次性乳胶手套、一次性外科口罩、N95 口罩，必要时提供给被转运人员应用。配备 75% 乙醇、含氯消毒液、过氧乙酸等消毒剂。配置消毒剂和清洁车厢所需的干净水。准备必要的保洁用品和垃圾收纳装置（如患者行车间呕吐，对呕吐物的处理和消毒，对车内物品表面擦拭清洁时产生的垃圾等）。建议配备一定数量的瓶装饮用水，必要时提供给患者或医务人员使用。⑦移动通信设备，推荐使用带 4G 或 5G 网络功能的拍照智能电话，方便与车外人员联系，传输或同步传输图像或视频资料。⑧随车转运的还包括必要的医疗文书，确保医务人员对病情的了解和对患者病情和处置进行记录，因此应配备必要的办公用品，如签字笔、记号笔、胶带、订书器等。书写的病历，可通过智能电话拍照与相应医疗机构或协调相关部门进行传输，既快速、安全，又省去纸质版复印、存档等带来病原扩散的风险。如果有医患签字的原始记录，应与病历一起存档。

不同救护车出厂或后期加装时设备配置标准不一。最好采用多功能集成、体积小、车厢侧壁固定（可取下）、操作简易的设备。避免设备过于分散、操作复杂、固定不好等情况。每种设备说明书应随车固定位置留存，以便参考。另外，每次转运任务结束后都会对车内外进行消毒，还要考虑到各种设备的耐腐蚀和防水的性能。

四、转运工作中的操作实践

一般而言，转运工作涉及 3 个基本环节：调度、转运、对接。虽然国家在转运工作方案中提出了原则性的要求，但在实际操作中，应依据上述《方案》及各单位实际情况，如转运任务的范围和强度、人员和物资配备情况、指挥机构的不同等，进一步细化适合本单位的转运工作方案。下面是作者本单位在呼吸道传染病疫情防控中的转运工作的实践总结，供读者参考。

（一）队伍组建

成立一支脱产并专门负责转运工作的小组，人数依据转运工作任务量决定。基数转运组可由 14 人组成，包括司机 2 人，医师 4 人，护士 8 人。配备负压救护车 2 辆。

转运是高危、重体力的一线临床工作之一，因此，对医护人员身体、心理素质要求较高。应尽量抽调身体健康、有呼吸道传染病疫情处置工作经验的人员，中级职称以上，进入转运工作组之前接受疫情防控操作技能的培训和考核，培训考核通过方可上岗。

转运工作组一般归属独立工作小组，建议成立临时党支部。设组长、护士长各 1 名，组长由具有转运工作经验的副主任医师或高年资主治医师担任，全面负责转运医疗和管理工作，与医院医疗行政部门协调转运中需要解决的问题，汇报转运工作情况等。

转运队伍应集中隔离居住，定期进行病原体检测，最大限度避免交叉感染。如疫情持续时间超过 2 个月，应建立定期轮换制度。

转运工作人员如有不服从管理和违反各项工作制度和纪律的情况，应给予批评教育、责令改正。情节严重者，从转运工作组开除，给予进一步处理，有违法情节者移送司法机关。

（二）工作制度和预案

由于转运工作的特殊性，医疗机构应事先制订转运工作流程、工作和生活制度、各项预案等。转运小组成立后，组织所有参与此项工作的人员对上述预案进行学习、讨论、修订。相关制度及预案如下。

1. 人员职责分工：对转运工作组所有人员的职责和分工进行明确。

2. 工作、生活和值班制度：工作和生活需遵守的各项制度，建立值班、备班、轮休及人员轮换制度。

3. 工作流程：包括接收任务、穿脱 PPE、集合地点、患者交接流程、医疗记录、车辆洗消等，涉及工作中的各个环节和全部细节。

4. 危重患者转运预案。

5. 远途转运预案。

6. 转运过程中突发情况处置预案：如患者病情变化、乘车者身体不适、PPE 破损、通信设备故障、车辆故障、交通事故、交通拥堵等情况下的紧急处置原则。

7. 工作人员身体不适的处置预案。

（三）物资准备

1. 救护车内设备及物资清点和核查　车厢内氧气源（车内供氧、呼吸机供氧、移动供氧）、供氧管道、心电监护、输液泵、微量泵、心肺复苏、除颤仪、负压吸引器等装备正常运行，按基数配备配件、耗材。所配备的防护物资、药品、液体、诊断设备、办公设备、洗消物品、通信设备等符合清单和基数要求。对于负压救护车，还需确定负压系统正常运转，负压值在合理范围。

2. **个人 PPE 的配备**　由护士长负责明确物资请领流程、存放地点、日常消耗登记等。

3. **其他物资准备**　包括办公物品、集中隔离居住所需的生活物品等。

（四）转运流程实践

1. 接受任务。医疗值班室负责与患者或疑似患者所在医疗机构对接。当值班员接到前接需求电话后，确认以下内容：①患者的基本信息，包括姓名、性别、出生年月、单位、疑似/确诊机构。②患者的诊断。患者为疑似、确诊病例或排查人员。③临床表现，主要症状、生命体征、合并疾病、临床分型（如轻型、普通型、重型或危重型）等。④要求对方单位填写并传回《转运登记表》。转运登记表分 3 部分内容：转出单位填写患者基本信息、流行病学史、主要症状、体征、血常规等实验室结果、影像学结果、转出诊断、诊断医师签名及联系电话；前接医生填写前接诊断及时间、前接医生签名、转运途中医疗处置等；转入单位医生签名及时间。

2. 值班员接收到转运登记表后，将该登记表复印一式三份。

3. 值班员电话通知当日值班的转运司机、医生和护士，并做好记录。转运轻型、普通型患者时派出医生、护士各 1 人，转运危重型患者，可视情况增加至 4 人。

4. 接到通知后，值班医生到医疗值班室取 2 份转运登记表，转运司机按要求着装（着工作服，戴外科口罩、手套），将负压救护车开到指定地点。值班医生和护士按卫健委转运方案要求穿戴个人防护物品后登车。

5. 救护车到达接收患者所在医疗机构后，双方医生进行病情交接，前接医生将一份转运登记表签名后留给对方存档。护士负责核对患者医疗卡和身份信息，一般需要填写《发热门诊患者挂号信息登记表》和《住院申请单》，并请患者或其家属签字确认。

6. 返回医院途中，注意观察患者症状、体征变化，危重患者实时监测血氧饱和度、血压、心率、呼吸频率。呼吸机辅助呼吸者根据生命体征调节呼吸机参数和吸氧浓度，必要时给予急救药品。返回途中，提前联系医院发热门诊或住院处，提供挂号及住院所需的所有信息，门诊或住院处人员可着手提前办理留观或住院手续，减少等待时间和环节。

7. 返回医院后，由指定人员负责救护车厢内外的消毒及车内设备状况的检查。

8. 前接医生送患者至病房或发热门诊，与病房或发热门诊医生交接。填写另一份转运登记表，签字后与其他病历资料存档。

9. 救护车返回专用停车地点。

10. 前接护士携患者医疗卡、已填写好的《发热门诊患者挂号信息登记表》和《住院申请单》完成挂号和住院手续。

11. 前接医生、护士在指定地点按要求脱个人防护物品。

（五）说明和注意事项

1. **转运效率方面**　提高转运过程中各环节衔接流畅性和效率是避免交叉感染及让患者尽早接受治疗的关键。应注意以下几点：①在车辆到达前，事先通过电话与对接方沟通（包括返回医院时与发热门诊和住院部对接），提前做好转运准备，包括患者个人物品、病历资料、转运（或挂号、入院）手续等，减少等待环节的时间；②能用手机拍照通过网络传递的资料（符合相关网络安全要求）尽量不用纸质版；③对于需入院治疗的确诊患者，开通患者办理入院的绿色通道，挂号、入院等手续尽量由转运护士代办，患者直接入院。

2. **转运物资保障方面** 每天固定时间检查车内设备、急救医疗物资、防护用品、消杀工具及物品、工作用具等是否齐全，及时补充确保各医疗仪器工作正常，氧气瓶压力正常，救护车车厢内负压压力在规定范围内。

3. **医务人员防护方面** 转运期间，车厢内空间狭小，医护人员感染风险相对较大。因此，要求穿脱个人防护物品时要严格按照规范操作，且必须至少两人同行（一医一护），互相检查监督。转运过程中，尤其是对危重患者进行转运时，前接医生、护士在搬动患者过程中动作幅度较大，因此在穿戴个人防护物品时注意将手套与防护服袖口处扎紧，必要时用胶带固定。鞋套质量要好，鞋套口上端绑紧，必要时用胶带固定，以免搬运患者过程中鞋套松动、脱落或互相踩踏。前接过程中医护人员无法上厕所，因此执行任务前避免大量饮水，或预期执行任务时间较长时，可应用成人纸尿裤。另外，如医护人员有晕车情况，建议根据路程长短和路况提前药物预防。

4. **危重患者转运方面** 对于危重型患者，需在生命体征平稳、具有转运指征时方可转运。①穿戴个人防护用品后医务人员行动便捷性和听觉、视觉、触觉敏感性必然受到影响，加上汗液蒸发、呼气等因素，有时护目镜或面屏起雾，因此建议配置4名医护人员协同完成任务。②医务人员在转运过程中应特别留意患者的管路，如导尿管、液体通道、胃管等，转运前给予相应固定、夹闭，避免转运过程受到牵拉。③医护人员需按三级防护标准防护时，正压头盔对听力和语言交流有一定影响，必要时可选择书写交流。④转运前再次确认车内各抢救、监护设备功能正常。⑤转运前提前更换便携式呼吸机支持，调整好呼吸机条件，确定血压、心率、氧饱和度、呼吸频率等生命体征的平稳，必要时转运前再次吸痰。⑥转运过程应留有液体通道。⑦应尽量避免在转运过程中开放患者呼吸道，但病情需要时及时吸痰等操作。⑧转运过程中应有专人看管呼吸机管路，尤其是上下车搬运时，不能用胶带固定各接口，以免牵拉伤及患者或损坏设备。⑨转运前做好患者及家属的知情告知和签字。⑩转运过程中做好记录，包括上下车时间、生命体征、治疗措施及时间等。

5. **感染控制方面** 视情况可安排2名及2名以上确诊的轻型或普通型患者同乘一辆车。疑似患者必须保证一人一车，禁止2名或2名以上疑似患者共乘一车，禁止疑似和确诊患者共乘一车。每次前接任务完成后，对车厢内进行消毒。例如应用3%过氧化氢，每3天需要新配、更换。应用电动气溶胶喷雾器消毒时将3%过氧化氢溶液装入药箱，开机后，从车厢门口开始，先从外到里边喷，再从里到外、从上到下、从左到右喷洒消毒液。喷完后关闭车门，密闭1小时以上，之后开车门通风。对桌面、地面、椅面、转运床面等消毒，可增加每平米喷液量，达到物体表面消杀效果。

（闫 涛 魏 磊）

主要参考文献

[1] 魏磊 , 闫涛 , 高旭东 , 等 . 新型冠状病毒肺炎病例转运工作流程与实践——以某定点收治传染病医院为例 . 传染病信息 , 2020, 33(1): 75-77.

[2] 新型冠状病毒感染的肺炎病例转运工作方案 (试行). 医师在线 , 2020, 10(5): 38.

[3] 中国医学救援协会急救分会 , 中国医院协会急救中心 (站) 管理分会 , 中华医学会急诊分会 , 等 . 新型冠状病毒肺炎相关救护车转运专家共识 . 中国急救复苏与灾害医学杂志 , 2020, 15(6): 639-647.

[4] 卫生部办公厅 . 关于做好传染性非典型肺炎病人和疑似病人转运工作的通知 . 中国护理管理 , 2003, 3(1): 62-63.

[5] 高丁 , 韩鹏达 , 张召蒙 . 北京 120 转运首都机场入境 4476 例新型冠状病毒肺炎相关入境人员分析 . 中国急救复苏与灾害医学杂志 , 2021, 16(1): 1-4.

[6] 陈志 , 张文中 , 王勇 , 等 . 北京 120 院前转运 5338 例新型冠状病毒肺炎相关任务分析 . 中国急救医学 , 2020, 40(7): 664-669.

第 12 章

新突发呼吸道传染病疫情期间环境措施与污物的消毒管理

第一节　传染病环境的消毒

一、消毒原则

（一）基本要求

1. 所用消毒产品应符合国家卫生健康部门管理要求，确保速干手消毒液在有效期内使用；化学消毒剂应现配现用，不得超过 24 小时。

2. 人员密集场所的环境物体表面要增加消毒频次，如门诊大厅、各候诊区等。

3. 按照单元化操作的原则，加强高频接触物体表面的清洁与消毒。例如，床单位内的床头柜、护理单元内病房门把手、病房单元内水龙头、通道内电梯按钮、滚梯扶手、各窗口台面等要加强清洁消毒。

4. 各科室清洁消毒工具应分区使用、分开存放，污染区、潜在污染区和清洁区的清洁消毒工具不得混用，避免交叉污染。

5. 使用过的或污染的保洁工具未经有效的消毒、烘干等复用处理，不得用于下一个患者区域或诊疗环境，防止发生病原微生物交叉污染。

6. 低温消毒剂必须合法有效，使用时应严格遵循产品说明书，确保按照低温消毒剂的适用温度范围合理使用。消毒对象污染严重时，应先用低温消毒剂冲洗或浸泡后再做处理，严禁喷洒或擦拭消毒。

（二）范围和对象

1. 根据流行病学调查结果，确定现场消毒的范围和对象。

2. 对确诊患者或无症状感染者住院、转运期间可能污染的环境和物品进行随时消毒。

3. 对确诊患者和无症状感染者居住或活动过的场所，如居所、工作学习场所、诊疗场所、转运工具及其他可能受到污染的场所，在其离开后（如住院、转院、出院、死亡），应进行终末消毒。

4. 确诊患者和无症状感染者短暂经过的无明显污染物的场所，无须进行终末消毒。

（三）方法选择

1. 应尽量选择一次性诊疗用品，一次性诊疗用品不可复用。

2. 非一次性诊疗用品应首选压力蒸汽灭菌；不耐热不耐湿等物品可选择化学消毒剂或低温灭菌设备进行消毒或灭菌。

3. 环境物体表面消毒：可选择含氯消毒剂、二氧化氯、过氧乙酸、过氧化氢、单过硫酸氢钾等消毒剂擦拭、喷洒或浸泡消毒。

4. 室内空气消毒：日常应加强开窗通风或使用循环风空气消毒机进行室内空气消毒。病房内无人时，可使用过氧乙酸、二氧化氯、过氧化氢等喷雾消毒。

二、消毒措施

（一）随时消毒

对新突发呼吸道传染病疑似/确诊病例和无症状感染者住院、转运期间，其排泄物、呕吐物、体液及其污染的环境和物品及时进行消毒，以达到及时迅速杀灭病原体，避免污染和交叉感染的目的。

1. 病房应通风良好，每日自然通风至少 2～3 次，每次不少于 30 分钟；必要时采取机械排风或循环风空气消毒机。

2. 无人条件下，可选择过氧乙酸、二氧化氯、过氧化氢等消毒剂喷雾消毒；或使用紫外线照射对空气或物表进行消毒。

3. 在有人的情况下，不建议使用化学消毒剂喷洒消毒，或使用紫外线照射消毒。

4. 如遇患者血液、体液、排泄物等污染物时，应按照先消毒、再清洁、最后消毒的流程及时清洁消毒。

5. 如无肉眼可见污染物时，应先擦拭清洁后再消毒。

6. 消毒过程中使用的物品使用后严格按照感染性医疗废物处置。

7. 医务人员在诊疗、护理工作中应严格执行卫生手消毒，做到如遇污染，随时消毒，工作结束后应洗手。

（二）终末消毒

终末消毒是指传染源离开有关场所后进行的彻底的消毒处理，应确保终末消毒后的场所及其中的各种物品不再有病原体的存在。

1. 收治新突发呼吸道传染病疑似/确诊患者和无症状感染者的病区，在病例和无症状感染者转科、出院、转院或死亡后，应对患者衣服等生活用品、相关诊疗用品和桌、椅、床单位等进行终末消毒。

2. 病房清空无患者后，应对室内空气、地面、墙壁、卫生间等所有环境和物品进行终末消毒。

3. 发热门诊、门急诊等，应在每日工作结束后，按照终末消毒的要求进行处置。

4. 新突发呼吸道传染病疑似/确诊患者和无症状感染者使用过的诊室，应对室内空气、墙壁、诊疗设备的表面等进行终末消毒后，非新突发呼吸道传染病患者才可使用。

5. 转运新突发呼吸道传染病疑似 / 确诊患者和无症状感染者的车辆再使用后应进行终末消毒，包括舱室内壁、座椅、担架或平车、车舱台面等物体表面，清洁患者排泄物、呕吐物机其他污染物病消毒；使用后的被褥等纺织品，按照污染被服处置。

6. 终末消毒程序按照《疫源地消毒总则》（GB19193—2015）附录 A 执行。消毒前应穿戴好防护用品，并注重呼吸道防护，避免因化学消毒剂导致呼吸道黏膜损伤，进行现场观察，了解污染情况，禁止无关人员进入消毒区内，并按面积或体积、物品多少计算所配制的消毒药物量，注意所用药物有效成分含量，保证配制药物的有效浓度。

7. 消毒顺序：应按先外后内、先上后下的顺序，先清洁房间内污染严重的场所，依次对门、地面、家具、墙壁等进行喷雾消毒；重点做好病房内空气消毒。

8. 室内消毒完毕后，应对其他污染处，如走廊、楼梯、电梯等进行消毒。

三、常见污染对象的消毒方法

（一）空气净化与消毒

1. 自然通风：根据季节、室外风力和气温，适时开窗通风。每日至少 2 ～ 3 次，每次不少于 30 分钟。

2. 机械通风：保持室内空气流通，机械排风气流应由清洁区向潜在污染区、污染区流动，不可逆流。定期对机械通风装置进行消毒。

3. 紫外线消毒：在无人条件下，可使用紫外线消毒，延长照射时间到 60 分钟以上。每周使用医用乙醇棉球擦拭灯管；如灯管表面有灰尘或污物时应及时擦拭。

4. 循环风空气消毒机：消毒时应关闭门窗，消毒机循环风量应为房间体积的 8 倍以上。

5. 超低容量喷雾消毒：在无人条件下，可选择 0.2% ～ 0.4% 的过氧乙酸、500mg/L 的二氧化氯、3% 过氧化氢、有效氯 2000mg/L 的含氯消毒剂等化学消毒剂，采用超低容量喷雾法进行消毒，消毒时应关闭门窗，作用时间不少于 30 分钟；或按照产品使用说明进行。

6. 过氧化氢气化或干雾消毒系统：对空间空气物表一体化消毒，按照配合使用的药液说明书操作，结合空间大小选择喷气时间。

7. 负压病房在保证有效换气次数的前提下，不必额外增加空气消毒措施。在患者出院或转科后，对腾空的负压病房做好环境物体表面终末清洁与消毒的基础上，如有洁净系统可连续开启通风机组自净 1 小时后使用；如无洁净系统，可使用过氧化氢汽（气）化 / 雾化等空气消毒设备进行空气消毒。

8. Ⅰ ～ Ⅲ级洁净手术室和负压手术室内除集中净化空调方式外不应另外加设空气净化器。

9. 洁净手术部（室）的空气净化系统自净时间至少 30 分钟，宜适当延长自净时间；无空气净化系统的手术间应使用空气消毒机进行消毒。

10. 中高风险地区使用中央空调时应关闭回风。如在回风口（管路）或空调箱使用中高效及以上级别过滤装置，或安装有效的消毒装置，可关小回风。当空调通风系统为全空气系统时，应当关闭回风阀，采用全新风方式运行。在空调系统使用时，可开窗、开门或开启换风扇等换气装置，或者每运行 2 ～ 3 小时通风换气 20 ～ 30 分钟。

11. 收治新突发呼吸道传染病确诊病例和疑似病例时，应采取以下措施：立即关停确诊病例和疑似病例活动区域对应的集中空调通风系统。

（二）污染物（患者血液、分泌物、呕吐物和排泄物）

1. 少量污染物可用一次性吸水材料（如纱布、抹布等）蘸取 5000 ～ 10 000mg/L 的含氯消毒液（或能达到高水平消毒的消毒湿巾 / 干巾）小心移除。

2. 大量污染物应使用含吸水成分的消毒粉或漂白粉完全覆盖，或用一次性吸水材料完全覆盖后用足量的有效氯 5000 ～ 10 000mg/L 的含氯消毒液浇在吸水材料上，作用 30 分钟以上（或能达到高水平消毒的消毒干巾），小心清除干净。清除过程中避免接触污染物，清理的污染物按医疗废物集中处置。

3. 患者的分泌物、呕吐物等应有专门容器收集，用有效氯 20 000mg/L 的含氯消毒剂，按物、药比例 1 ∶ 2 浸泡消毒 2 小时。清除污染物后，应对污染的环境物体表面进行消毒。盛放污染物的容器可用有效氯 5000mg/L 的含氯消毒剂溶液浸泡消毒 30 分钟，然后清洗干净。

（三）地面、墙壁

有肉眼可见污染物时，应先完全清除污染物再消毒。无肉眼可见污染物时，可用 1000mg/L 的含氯消毒液或 500mg/L 的二氧化氯消毒剂擦拭或喷洒消毒。地面消毒先由外向内喷洒一次，喷药量为 100 ～ 300ml/m²，待室内消毒完毕后，再由内向外重复喷洒 1 次。消毒作用时间应不少于 30 分钟。

（四）物体表面

1. 诊疗设施设备表面以及床围栏、床头柜、家具、门把手、家居用品等有肉眼可见污染物时，按照污染物清洁消毒流程，先完全清除污染物再消毒。

2. 无肉眼可见污染物时，用 1000mg/L 的含氯消毒液或 500mg/L 的二氧化氯消毒剂进行喷洒、擦拭或浸泡消毒，作用 30 分钟后清水擦拭干净。

3. 留观病房则每日消毒不得少于 2 次。

4. 病历可视情况选择紫外线照射或环氧乙烷灭菌。

（五）衣服、被褥等

1. 宜使用可水洗的医用织物，可擦拭、防渗透床垫。

2. 新突发呼吸道传染病疑似 / 确诊患者和无症状感染者使用后的床单、被套等立即装入双层专用袋，鹅颈结式包扎，并贴有警示标识，密闭转运集中进行消毒、清洗，在收集时应避免产生气溶胶。

3. 明显污染且无法清洗的织物可按医疗废物处理。

4. 若需重复使用，可用流通蒸汽或煮沸消毒 30 分钟；或先用有效氯 500mg/L 的含氯消毒液浸泡 30 分钟，然后按常规清洗；或采用水溶性包装袋盛装后直接投入洗衣机中，同时进行洗涤消毒 30 分钟，并保持 500mg/L 的有效氯含量；或选用环氧乙烷方法进行消毒处理。

5. 怕湿、热衣物可选用环氧乙烷方法进行消毒处理。

（六）诊疗器械、器具和物品清洗与消毒

1. 应采取集中管理方式，所有复用的诊疗器械、器具和物品由消毒供应中心负责回收、清洗、消毒、灭菌和供应。内镜中心、口腔科等科室复用器械的清洗消毒，可按国家相关行业标准处理，也可集中由消毒供应中心处理。

2. 可复用诊疗器械、器具和物品，应在使用部门先就地预处理，去除肉眼可见污染物，或者使用后立即使用有消毒杀菌的医用清洗剂或 1000mg/L 含氯消毒剂浸泡 30 分钟，之后立即采用双层专用袋逐层密闭包装，做好标识，密闭运送至消毒供应中心集中进行处理。

3. 消毒供应中心可实行先消毒，再处理。

4. 耐湿、耐热的器械、器具和物品首选热力消毒或灭菌方法。

5. 不耐热物品可选择化学消毒剂或低温灭菌设备进行消毒或灭菌。

6. 血压计、听诊器、输液泵等医疗用品处理同物体表面。

（七）手卫生

1. 参与现场工作的所有人员均应加强手卫生措施，如遇污染随时手卫生。

2. 可选用有效的含醇速干手消毒剂，或直接用 75% 乙醇进行擦拭消毒；对醇类过敏者，可选择季铵盐类等有效的非醇类手消毒剂。

3. 特殊条件下，也可使用 3% 过氧化氢消毒剂、0.5% 碘伏或 0.05% 含氯消毒剂等擦拭或浸泡双手，并适当延长消毒作用时间。

4. 有肉眼可见污染物时，应先使用洗手液在流动水下洗手，然后按上述方法消毒。

（八）皮肤、黏膜

皮肤被污染物污染时，应立即清除污染物，再用一次性吸水材料蘸取 0.5% 碘伏或过氧化氢消毒剂擦拭消毒 3 分钟以上，使用清水清洗干净；黏膜应用大量生理盐水冲洗或 0.05% 碘伏冲洗消毒。

（九）护目镜

护目镜用浸泡法消毒，将护目镜置于装有消毒剂的容器中，液面应没过护目镜。建议用 75% 乙醇浸泡消毒或含有效氯 1000mg/L 消毒液，浸泡 30 分钟以上，清水冲洗，晾干备用。

（十）医用正压头盔

1. 头盔、送风管路如有明显污染应先使用消毒剂擦拭消毒外表面，之后使用两层塑料袋密封，送环氧乙烷灭菌。可按科室其他被服等收送流程。

2. 电机、高效过滤罐可用浓度 1000mg/L 的含氯消毒剂擦拭消毒。

3. 高效过滤罐若使用期限到了会自动发声报警提示，不能再继续使用。

4. 如果头盔的面部塑料窗经多次灭菌后出现视野模糊即停止使用。

5. 使用正压头盔时必须戴医用防护口罩。

（庄英杰　贾红军）

第二节　传染病污物的处理

传染病相关污染物的处理按照国家《医疗废物管理条例》实施，在此需要强调以下几个方面。

1. 患者产生的生活垃圾和医疗垃圾，均按照感染性废物处置。医疗废物中病原体的培养基、标本和菌种、毒种保存液等高危险废物，应当首先在产生地点进行压力蒸汽灭菌或化学消毒处理，然后按感染性废物收集处理。

2. 应及时收集医疗废物，并按照类别分置于防渗漏、防锐器穿透的专用包装物或密闭的容器内，不能混合收集。少量的药物性废物可以混入感染性废物，但应当在标签上注明。医疗废物专用包装物、容器，应当有明显的警示标识和警示说明。

3. 在盛装医疗废物前，应当对医疗废物包装物或容器进行认真检查，确保无破损、渗漏和其他缺陷。废物盛装量不应超过容器容量的3/4。

4. 使用专用容器，一般使用双层专用垃圾袋或锐器盒收集医疗废物。包装袋的颜色为黄色，并有盛装医疗废物类型的文字说明，如盛装感染性废物，应在包装袋上加注"感染性废物"字样。使用垃圾袋收集废物后，应立即使用鹅颈式捆扎法密封。

5. 包装物或容器的外表面被感染性废物污染时，应当对被污染处进行消毒处理或者增加一层包装。

6. 盛装医疗废物的每个包装物、容器外表面应当有警示标识，在每个包装物、容器上应当系中文标签。中文标签的内容应当包括：医疗废物产生单位、产生日期、类别及需要的特别说明等。运送人员在运送医疗废物前，应当检查包装物或者容器的标识、标签及封口是否符合要求，不得将不符合要求的医疗废物运送至暂时贮存地点。医疗卫生机构应当建立医疗废物暂时贮存设施、设备，不得露天存放医疗废物，医疗废物暂时贮存的时间不得超过2天。

7. 应当对医疗废物进行登记，登记内容应当包括医疗废物的来源、种类、重量或数量、交接时间、最终去向以及经办人签名等项目。登记资料至少保存3年。禁止医疗卫生机构及其工作人员转让、买卖医疗废物。

8. 自行处置医疗废物的，应当符合以下基本要求。

（1）使用后的一次性医疗器具和容易致人损伤的医疗废物应当消毒并做毁形处理。

（2）能够焚烧的，应当及时焚烧。

（3）不能焚烧的，一般消毒后集中填埋。

（庄英杰　贾红军）

主要参考文献

[1] 中华人民共和国国家卫生健康委．医院空气净化管理规范：WS/T368—2012.（2012-04-17）[2021-12-10].http://www.nhc.gov.cn/wjw/s9496/201204/54511.shtml

[2] 中华人民共和国国家质量监督检验检疫总局，中国国家标准化管理委员会．医院消毒卫生标准：GB15982—2012.(2012-06-29)[2021-12-10].https://www.antpedia.com/standard/6344672.html.

[3]　中华人民共和国国家质量监督检验检疫总局，中国国家标准化管理委员会 . 疫源地消毒总则：GB 19193—2015.(2015-06-02)[2021-12-10].https://www.antpedia.com/standard/7920144-1.html.

[4]　中华人民共和国卫生部 . 医疗机构消毒技术规范：WS/T 367-2012. [2012-04-05]https://www.antpedia.com/standard/6350054.html

[5]　国务院应对新型冠状病毒肺炎疫情联防联控机制综合组 . 新冠肺炎流行期间办公场所和公共场所空调通风系统运行管理指南 .（2020-02-12）[2021-12-10] http://www.nhc.gov.cn/jkj/s3577/202002/60b58b253bad4a17b960a988aae5ed92.shtml.

[6]　中华人民共和国国务院 . 医疗废物管理条例 .（2003-06-16）[2021-12-10]. http://www.nhc.gov.cn/wjw/flfg/200804/31d39591e46447cab6fa9e3884c9aa26.shtml.

[7]　中华人民共和国卫生部 . 医疗卫生机构医疗废物管理办法 .(2003-10-15)[2021-12-10] .http://www.gov.cn/gongbao/content/2004/content_62768.htm.

[8]　国家环保总局 . 医疗废物专用包装物、容器标准和警示标识规定 .(2003-11-20)[2021-12-10]. http://www.mee.gov.cn/gkml/zj/wj/200910/t20091022_172239.htm.

第 13 章

传染病污染遗体的消毒与处置规程

新突发传染病死亡患者的遗体处置，是疫情整个处置流程的疏漏点和堵点。污染遗体是明确的携带病原体的污染源，甚至个别遗体因病情进展迅速、遗体病原体载量非常大，若污染遗体没有按照规范安全的生物安全技术流程要求处置，势必会造成疫情的扩散。

为做好高风险感染患者遗体处置工作，加强疾病传播风险防范，依据北京地区处置2019 年内蒙古输入性鼠疫死亡病例经验，根据《中华人民共和国传染病防治法》《重大突发事件遇难人员遗体处置工作规程》、民政部《关于切实做好社会事务领域新型冠状病毒肺炎感染疫情防控工作的指导意见》等规定，制订烈性传染病污染遗体应急处置医学规程。

一、工作原则

按照以人为本、依法规范、审慎稳妥、就近火化的原则，科学规范地处置感染患者等烈性传染病污染遗体（含疑似），加强卫生防护，防范疾病传播风险。

烈性传染病污染遗体火化，应由政府指定定点殡仪馆处置。殡仪馆接到烈性传染病污染遗体（含疑似）火化需求后，第一时间报告上级民政部门。无特殊原因，应当凭医疗卫生机构开具的死亡医学证明和家属同意火化确认书，尽速火化遗体。

二、责任分工

烈性传染病污染患者（含疑似）死亡后，由所在医院开具死亡医学证明，并按照规范的生物安全处置规程，完成遗体的消毒、封闭、确认等工作。

医疗机构疾控科室、属地疾病预防控制机构负责全程参与并监督指导卫生防疫，做好相关人员的防护知识和技能培训，对运尸车辆、火化设备和相关场所进行消毒处理。

按就近原则，由殡仪馆负责接运遗体、设立临时殡仪服务专用通道和专用炉，与其他情形死亡者遗体进行物理隔离，做到分区分类处置，按操作规程做好遗体火化工作，并开具火化证明。

三、遗体处理医学规程

医疗机构疾控科室、属地疾病预防控制机构安排专业车辆和人员跟随，全程参与并指导相关人员做好防疫防护工作。

1. **死亡报告**　烈性传染病污染患者（含疑似）死亡后，由医院报告所在区卫生健康部门，由区卫生健康部门通报区民政部门做好后续工作准备，民政部门通知就近的殡仪馆做好相关准备。

不明原因死亡的传染病患者，由医院报告所在区卫生健康部门，按照《中华人民共和国传染病防治法》要求，提出是否进行病理解剖、探查病源、探查死因等需求，由卫生健康部门批准后，告知家属后，按病理解剖有关要求组织实施。

2. **告别交接**　患者家属、医院与殡仪馆应按相关规定，完成遗体告别、死亡证明、遗体交接、同意火化等相关手续。医院在遗体交接单中，注明已进行卫生防疫处理工作。

不鼓励患者家属对烈性传染病污染患者遗体（含疑似）告别，确需遗体告别的，可以采用视频、远距离目视告别等方式，杜绝污染传播。参加告别的家属，须按照规定，进行必要的严格防护，告别结束后，进行消毒处理。

3. **消毒密封**　烈性传染病污染患者遗体（含疑似），一律由医务人员用含消毒剂的棉球进行腔道封堵，消毒处置后，裹无菌病服，外套一层尸体袋，再次进行消毒后套第二层尸体袋。两层尸体袋的密封口，均用黏性胶带缠绕密封完整，密封后禁止打开。

尸体袋装入纸棺密封，纸棺外口、开口须消毒处理后，用黏性胶带缠绕密封完整，密封后禁止打开。

尸体袋、尸体纸棺，在装入尸体密封后，须由专业疾控人员现场消毒并验视合格后，方能进入下一个流程。

有条件的医疗机构，要积极研发、试制具有生物密封功能的尸体袋、尸体纸棺等装具，用于烈性传染病污染患者遗体（含疑似）的规范、快速处理。

4. **病理解剖**　为探查病源、探查死因，制订针对性的救治措施，对不明原因死亡的传染病患者遗体，经卫生健康部门批准或取得遗体家属知情同意后，可以实施病理解剖。

实施病理解剖，应当按照《中华人民共和国传染病防治法》和《传染病病人或疑似传染病患者尸体解剖查验规定》要求组织实施。病理解剖应当在卫生行政部门指定的具有传染病患者尸体解剖查验资质的机构（以下简称查验机构）内进行。

从事甲类传染病和采取甲类传染病预防、控制措施的其他传染病患者或者疑似传染病患者尸体解剖查验的机构，由省级以上卫生行政部门指定。

实施解剖的查验机构应当具备的条件如下。

（1）空间要求：有独立的解剖室及相应的辅助用房，人流、物流、空气流合理，采光良好，其中解剖室面积不少于 $15m^2$。

（2）设施要求：具有尸检台、切片机、脱水机、吸引器、显微镜、照相设备、计量设备、消毒隔离设备、个人防护设备、病理组织取材工作台、储存和运送标本的必要设备、尸体保存设施及符合环保要求的污水、污物处理设施。

（3）人员资质：至少有 2 名具有副高级以上病理专业技术职务任职资格的医师，其中有一名具有正高级病理专业技术职务任职资格的医师作为主检人员。

（4）管理要求：具有健全的规章制度和规范的技术操作规程，并定期对工作人员进行培训和考核。

（5）应急要求：具有尸体解剖查验和职业暴露的应急预案。解剖室应当同时具备对外排空气进行过滤消毒的条件。

实施解剖的查验机构具备完善的生物安全管理要求如下。

（1）明确处置权限：除解剖查验工作需要外，任何单位和个人不得对需要解剖查验的尸体进行搬运、清洗、更衣、掩埋、火化等处理。医疗机构应当向查验机构提供临床资料复印件，并与查验机构办理交接手续。

（2）严格操作规程：解剖查验工作应当严格遵守有关技术操作规范和常规，并符合传染病预防控制的规定。对解剖查验中的标本采集、保藏、携带和运输应当执行《病原微生物实验室生物安全管理条例》等规定。解剖查验过程中采集的标本，应当在符合生物安全要求的实验室进行检验。

（3）正确处理废物：在解剖查验过程中，对所产生的医疗废物应当按照《医疗废物管理条例》等有关规定进行处理。

（4）严密职业防护：从事尸体解剖查验工作的病理专业技术人员在解剖查验全过程中应当实施标准防护措施，严格遵守有关技术操作规程，采取有效措施防止交叉感染、环境污染造成疫情播散。查验机构要做好有关技术人员的健康监护工作。

实施解剖的查验机构具备合格的消毒处理措施要求如下。

尸体解剖查验工作结束后，病理专业技术人员应当对尸体进行缝合、清理。查验机构应当在所在地疾控机构的指导下或者按其提出的卫生要求对尸体、解剖现场及周围环境进行严格消毒处理。解剖查验后的尸体经卫生处理后，按照规定火化或深埋。

停放传染病或疑似传染病患者尸体的场所、专用运输工具以及使用过的单体冰柜均应当按照规定严格消毒。

5. 遗体转运　加强遗体接运车辆卫生安全管理。殡仪馆安排司机及殡仪车辆，驶入医院指定地点。在太平间工作人员协助下，用专用转运平车按指定路线直接转运到殡仪车上。

6. 人员防护　医务人员按照疾病接触防护要求进行防护。运尸人员及随车家属采用二级防护（一次性医用帽子、鞋套、手套、防水隔离衣、N95 口罩等），所需防护用品由医院提供。殡仪馆要进行全员培训，提高安全防护意识和能力。

严格按照相关要求，采取严密卫生安全措施，为服务人员配备防护设备，特别是要做好具体操作人员个人防护和日常体温监测，并及时对遗体处置过程中产生的废水进行消毒处理。

7. 消毒处理　医院疾控部门对遗体停留区域进行终末消毒处理，使用 3% 过氧化氢喷雾等方法进行空气消毒，室内物体表面、地面使用 2000mg/L 含氯消毒剂进行擦拭消毒，必要时可再次进行 3% 过氧化氢喷雾消毒。

四、火化手续

1. **遗体火化**　殡仪车到达殡仪馆后，进入临时殡仪服务专用通道，殡仪馆服务人员将纸棺和遗体直接送入专用火化炉火化，过程中严禁打开纸棺和尸体袋。遗体接运、火化时间应尽量避开高峰时段。

2. **骨灰移交**　火化结束后，由殡仪服务人员捡拾骨灰。殡仪馆出具火化证明交家属。骨灰暂存本馆，待疫情结束后，联系家属办理领取业务。

3. **环境消毒**　属地疾控机构对殡仪馆转运车辆、火化车间、遗体停留区域进行消毒处理。

五、其他问题

1. **严格遗体出境管理**　根据原国家卫生部《尸体出入境和尸体处理的管理规定》（卫生部 47 号令）的规定，按照疾病管理要求实施。如果纳入国境卫生检疫传染病管理，各地区如遇感染该传染病的境外遗体，要严格履行报批手续，原则上按照有关规定就近火化。

新型冠状病毒感染的患者遗体，按照国家卫健委、民政部、公安部《关于印发新型冠状病毒感染的肺炎患者遗体处置工作指引（试行）的通知》（国卫办医函〔2020〕89 号）和民政部《重大突发事件遇难人员遗体处置工作规程》（民发〔2017〕38 号）的规定执行。

2. **规范相关信息发布**　未经主管部门同意，殡葬服务机构不得接受媒体采访。相关管理服务人员不得擅自发布关于患者（含疑似）遗体接收及处置的相关信息。

（杨兴龙　李　靖　吴弈彤　牛文凯）

主要参考文献

[1] 袁建涛.发挥传染病防治法在突发公共卫生事件中的主控作用.湖南省社会主义学院学报, 2021, 22(120): 87-90.

[2] 中国政府网.民政部公安部交通运输部卫生计生委关于印发《重大突发事件遇难人员遗体处置工作规程》的通知（民发〔2017〕38 号）.(2017-03-03) [2021-03-22]. http://www.gov.cn/gongbao/content/2017/content_5222956.htm.

[3] 中华人民共和国卫生部令第 43 号.传染病病人或疑似传染病病人尸体解剖查验规定.(2005-04-30) [2021-03-22]. http://www.gov.cn/govweb/gongbao/content/2006/content_229195.htm.

[4] 蒋征刚.生物样本运输定位追溯系统的研发及应用.预防医学, 2020, 32(7): 753-756.

[5] 国家质量监督检验检疫总局令〔2017〕第 189 号.出入境尸体骸骨卫生检疫管理办法.(2017-03-09) [2021-03-22].http://www.gov.cn/gongbao/content/2017/content_5227823.htm.

[6] 中华人民共和国民政部.关于印发新型冠状病毒感染的肺炎患者遗体处置工作指引（试行）的通知（国卫办医函〔2020〕89 号）).(2020-02-01) [2021-03-22]. http://www.mca.gov.cn/article/xw/tzgg/202002/20200200023854.shtml.

第 14 章

传染病临床实验室的风险管理

传染病流行的隐蔽性、暴发性、不确定性对人类生命和健康造成巨大威胁。加快科学研发，提升对新突发传染病的防控是重点工作，同时对传染病的预警、反应、侦检、诊断、处置能力也提出了更高的要求。2021 年 4 月 15 日实施的《中华人民共和国生物安全法》，把生物安全问题上升到国家战略层面，防范和应对生物安全风险，推动构建人类命运共同体。目前，风险控制逐步转型为主动预测、主动干预。为满足重大传染疫情突发和常态化检验需求，处理科学、管理规范，平战结合，需要对传染病实验室的生物安全进行风险管理。

一、风险管理的概念

风险管理是指在风险方面，指导和控制组织的协调活动。风险管理原则是实验室实施风险管理工作的基础，可用于管理生物风险对实验室安全管理目标的影响。实验室应在风险管理规划和实施过程中予以充分考虑。实验室生物安全风险管理的最终目标是创造和保护价值，即鼓励创新、提高实验室性能和确保实验室安全有序运行。

二、风险管理的流程

风险管理的实施过程一般可分为任务来源、实施准备和风险管理实施 3 个阶段（图 14-1）。

三、风险评估

风险评估包括风险识别、风险分析、风险评价、风险控制 4 个内容。

1. 风险识别 应对实验活动中对涉及的风险源进行逐一识别，并对其特性进行定性描述，生成风险清单或风险列表。风险识别的要素包括涉及传染病实验室布局和环境的风险，检验前、中、后的流程和操作风险，设施及设备使用风险，生物因子已知或未知的特性风险，个人防护相关风险、意外事件及事故风险等。

2. 风险分析 风险分析指对实验室应对风险涉及事件发生的可能性及对其后果的严重性进行分析，并据此确定风险等级。实验室风险分析方法一般采用事件发生的可能性和后果严重性进行描述分析。实验室的风险等级则根据事件发生的可能性和后果的严重性综合判定，一般采用风险等级矩阵法，分为低、中、高、极高 4 个级别（表 14-1～表 14-3）。

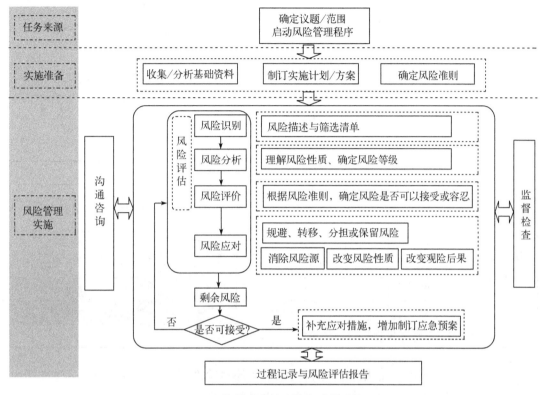

图 14-1 传染病实验室的风险管理流程

表 14-1 实验室风险事件发生可能性分析

级别	说明	描述
I	基本不可能发生	评估范围内未发生过，类似区域 / 行业也极少发生
II	较不可能发生	评估范围内未发生过，类似区域 / 行业偶有发生
III	可能发生	评估范围内发生过，类似区域 / 行业也偶有发生
IV	很可能发生	评估范围内发生频率较高
V	肯定发生	评估范围内发生频率极高

表 14-2 实验室风险事件导致后果的严重性分析

情况	说明	描述
1	影响很小	基本没有影响，不会造成不良的社会影响
2	影响一般	发生病原微生物泄漏，现场处理（第一时间救助）可以立刻缓解事故，中度财产损失，有较小的社会影响
3	影响较大	发生病原微生物泄漏、实验室人员感染，需要外部援救才能缓解，引起较大财产损失或赔偿支付，在一定范围内造成不良的影响

续表

情况	说明	描述
4	影响重大	发生病原微生物泄漏、实验室外少量人员感染，造成严重财产损失，造成恶劣的社会影响
5	影响特别重大	病原微生物外泄至周围环境，造成大量社会人员感染伤亡、巨大财产损失，造成极其恶劣的社会影响

注：①该表用于设施设备风险评估时，是指因设施设备故障或功能缺陷（如生物安全柜过滤器泄漏，高压灭菌器压力表指示正常但压力达不到相应要求）而导致病原微生物没有得到有效控制，而造成的泄漏、感染或其他损失。②后果导致的严重性分级时，可以与 GB19489 或 GB50346 实验室分级依据相结合考虑

表 14-3　实验室风险等级矩阵分析方法

		后果严重性				
		1	2	3	4	5
事件发生的可能性	I	低	低	低	中	中
	II	低	低	中	中	高
	III	低	中	中	高	高
	IV	中	中	高	高	极高
	V	中	高	高	较高	极高

图例：☐低风险　☐中风险　☐高风险　☐极高风险

3. 风险评价　实验室根据风险分析结果，对照风险准则进行风险评价。风险准则由相关政策和国家法律、法规、标准、规范，以及权威机构发布的指南、数据等为依据确定。风险评价是基于传染病实验室的自身情况和目标来确定判定风险是否可接受。当风险可接受时，应保持已有的安全措施；当风险不可接受时，应采取风险应对措施予以消除、降低或控制风险。

4. 风险控制　是指为最大限度地降低风险而采取的综合措施。根据风险评价结果，当风险可接受时，可以通过制订相应的预防控制措施或保持已有的安全措施，防止事故的发生；当风险不可接受时，实验室可以根据风险不可接受的程度和风险的特征采取相应的风险应对措施，以便消除、降低或控制风险。

四、传染病实验室的风险控制

（一）建立组织管理架构

传染病实验室应设立生物安全管理小组，负责检查、评估、咨询、培训和考核等活动监督实验室生物安全的相关事宜。实验室要有生物安全负责人和安全监督员。传染病实验室负责人是生物安全管理小组的领导者，负责整个实验室运行中生物安全的管理和督导。管理应明确责任部门、责任范围、工作流程和责任人。

（二）建立体系文件和制度

1. 体系文件　应建立传染病实验室生物安全管理体系文件，包括管理手册、程序文

件、生物安全手册、操作规程、生物安全评估报告及会议记录等文件。这些文件可依据国家法律法规、国家标准、行业标准或指南等制定。体系文件应具备唯一识别性，文件中应包括以下信息：文件编号、版本号、修订号、生效日期、编制人、审核人、批准人，以及参考文献或编制依据等，所有记录保存 2 年以上。

2. **安全制度**　实验室应建立人员培训制度、健康医疗监督制度、实验室准入制度、危化品管理制度、实验室设施设备的监测维护制度、事故和职业性疾病报告制度、安全检查制度、危险标识制度等。

3. **生物安全手册**　内容包括实验室紧急电话、相关联系人电话号码、实验室平面图、紧急出口、撤离路线、生物危险因子、设备设施的使用方法、个体防护、废弃物处理、应急预案、意外事故处理，以及水、电、气安全须知等。安全手册应简明、易懂，实验室管理层至少每年对安全手册评审 1 次。

4. **生物安全风险评估报告**　风险评估报告是实验室采取风险管理措施、建立安全管理体系、制定安全操作规程等的依据。正常情况下，实验室每年应对风险评估报告进行 1 次再评估，以便持续识别新的风险或发生的风险改变。再评估的要求和程序与初次进行风险评估时相同。当实验室致病因子生物学特性、关键设施或设备变化时；机构法人代表、项目负责人等关键岗位人员发生变化时；检验方法、操作程序、实验动物种类等发生改变时；实验室自身发生不良事件或事故时；相关法律、法规或标准发生变化时；行业主管部门发布新的相关管理通知或公告时；致病性生物因子引起的疾病防控要求发生变化时，应重新进行风险评估或对风险评估报告进行再评估。拟开展新的实验活动前，实验室应充分评估拟开展的实验活动和程序是否适合自身实验室风险控制的能力，并与相关方（主管机构、周边居民、实验室人员、来访人员等）充分沟通、交流和咨询的基础上编制风险评估报告。风险评估报告的内容应至少包括评估目的、评估人员、评估范围、评估依据、评估方法、评估内容，做出风险等级分析及风险评价。

（三）环境和实验室布局的风险控制

1. **布局**　环境和实验室布局按国家标准 GB50346—2011《生物安全实验室建筑技术规范》中生物安全标准进行设置，布局分为两区，分别为防护区和辅助工作区。防护区包括主实验室、主实验室的缓冲间等，该区域生物风险相对较大，需要对整个平面设计、围护结构、密闭性气流以及人员进出、个体防护等进行控制。辅助工作区包括自控室、洗消间、洁净衣物更换间等。传染病实验室必须满足以上布局条件才具备开展传染病病原的检测工作。

2. **标识**　二级及二级以上生物安全实验室的入口处需有明显生物危险警告标志，标示出生物防护级别、操作的致病性因子、实验室负责人姓名、紧急联络方式等。生物危险符号应按图 14-2 绘制，颜色应为黑色，背景为黄色。另外，实验室标示应系统而清晰地标示出办公区、辅助工作区、防护区。包括用于特殊情况下的临时标识，如"污

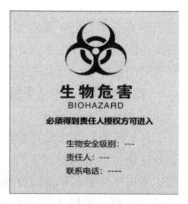

图 14-2　生物危害警告标识

染""消毒中""设备检修"等。

3. 排水　三级及三级以上生物安全实验室防护区如果有下水系统，应与建筑物的下水系统完全隔离。下水应通向本实验室专用的消毒灭菌处理系统。

4. 通风与排风　二级生物安全实验室可采用自然通风、空调通风系统，也可根据需要设置空调净化系统。当涉及有毒有害溶媒等强刺激性、强致敏性材料的操作时，一般应在通风橱、生物安全柜等设备中进行，否则应采用全新风系统。实验室防护区室外排风口与公共场所和居住建筑的水平距离不应小于 20m，新风口、排风口处应设置保护网。如果生物安全柜的排风在室内循环，室内应具备通风换气的条件。如果使用需要管道排风的生物安全柜，应通过独立于建筑物其他公共通风系统的管道排出。三级和四级生物安全实验室应采用全新风系统，三级生物安全实验室应安装独立的实验室送排风系统，确保实验室运行时气流由低风险区向高风险区流动。防护区的排风至少需要一道高效过滤器过滤。四级生物安全实验室防护区的排风至少需要两道高效过滤器过滤。

5. 门窗　放置有生物安全柜的传染病试验室门可自动关闭。生物安全实验室的门上应有可视窗，不进入室内即可方便地对实验室进行观察。设置可视窗便于随时了解、监督室内各种情况，同时也有助于提高实验操作人员的心理安全感。出入传染病实验室应有门禁系统，只有获得授权的人才能进入实验室并做好登记。昆虫、鼠等动物身上极易沾染和携带致病因子，应采取防护措施，窗户应设置纱窗，防止昆虫和鼠类进出实验室。如果是加强型生物安全二级实验室标本，可通过传递窗传递，且传递窗互锁。另外，三级和四级生物安全实验室防护区内的顶棚上不得设置检修口。

6. 加强型医学 BSL-2 实验室　即在普通型医学 BSL-2 实验室中设置缓冲间，设置独立机械通风系统，并经高效过滤器排风。核心工作间气压相对于相邻区域应为负压，实验室核心工作间比相邻区域最小压差不低于 − 10Pa。不设可开启外窗，保证围护结构的密闭性。实验室内应配置压力蒸汽灭菌器，以及其他适用的消毒设备。

7. 基础设施配置　传染病实验或检验活动必须在 BSL-2 实验室或以上级别的实验室进行。实验室主入口的门、放置生物安全柜实验间的门应可自动关闭；实验室主入口的门应有进入控制措施。

必须具备洗眼装置和冲淋设施，所在的建筑内配备高压蒸汽灭菌器或其他适当的消毒设备。应在操作病原微生物样本的实验间内配备相应的生物安全柜。生物安全防护三级实验室必须在防护实验室配备高压灭菌器。离心机需要加装安全离心筒或防护转子。各实验室出入处设洗手池，并有热水供应，安装感应或脚踏式开关。另外，需安置紫外灯或移动紫外灯。所有的实验台面应防水、耐酸、耐碱、耐有机溶剂和耐热。

（四）检验前、中、后操作流程风险控制

1. 检验前风险控制

（1）采集：在合适部位采集标本，避免受附近的组织或分泌物的污染。采集的量要充分并使用合适的采集工具，放置于消毒的、防漏的标本容器中。在最佳时间采集，例如在使用抗生素和抗滤过性病原体药物之前采集标本。对于类似新型冠状病毒肺炎的高传染性病原，采样人员个人防护装备 （personal protective equipment，PPE）按照三级防护要求：至少穿戴工作服、一次性工作帽、N95 及以上防护口罩、护目镜或防护面屏、连体防护服、双层乳胶手套、工作鞋、防水靴套。如果接触了患者血液、体液、分泌物或排泄物，应及时更换外层乳胶手套。咽拭子采集时容易引发患者咳嗽和恶心反射，会产生大量飞沫及在空气中形成气溶胶，操作人员近距离面对患者，医务人员要做好防护。此外，患者取样过程中产生的飞沫及气溶胶会附着在防护用品上，医务人员在脱防护用品时要加强注意，加强采样人员的防护及相关培训是重要环节。

（2）包装与运输：传染病病原的包装与运输必须遵循国家和国际规定，可参照《可感染人类的高致病性病原微生物菌（毒）种或样本运输管理规定》执行。《人间传染的病原微生物名录》中规定的第一类、第二类病原微生物菌（毒）种或样本，名录中第三类病原微生物运输包装分类为 A 类的病原微生物菌（毒）种或样本，以及疑似高致病性病原微生物菌（毒）种或样本，运输样本的容器或包装材料应当达到国际民航组织《危险物品航空安全运输技术细则》（Doc9284 包装说明 PI602）规定的 A 类包装标准（图 14-3）。符合防水、防破损、防外泄、耐高温、耐高压的要求，并应当印有国家卫健委规定的生物危险标签、标识、运输登记表、警告用语和提示用语。高致病性病原微生物菌（毒）种或样本，尽量陆地运输，应有专人护送，不得乘坐公共交通工具，护送人员不得少于两人。标本置于标本转运箱，尽量保持直立。转运箱封闭前，用 75% 乙醇喷雾消毒。在采集标本送到实验室这段时间内要维持一个合适的环境。尽量缩短运输时间，采集的标本最好在 2 小时内运送到达实验室。

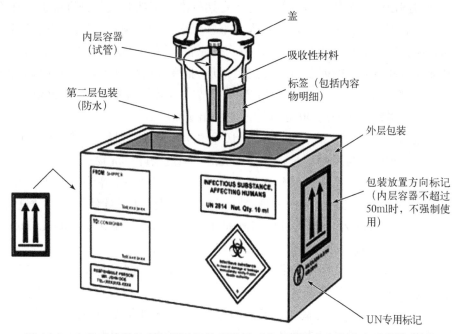

图 14-3　A 类感染性物质包装及标签示意图（参考实验室生物安全手册第 3 版）

（3）标本接收：运送和接收标本人员逐一核对标本信息，核对数量和状态后，双方做好交接记录。标本必须无渗漏、足量，高致病性病原的检验单应单独放置信封和密封塑料袋中。接收的标本必须有唯一识别号，保障在检测过程中能溯源到原始样本。高致病性病原应在核心工作区或生物安全柜内打开。

（4）离心：高致病性病原标本离心时，采用密闭的离心机或戴盖离心杯，离心后静置 15 分钟，戴盖离心杯应在生物安全柜内打开。

（5）灭活：一般高致病病原采集拭子标本可采用灭活型病毒保存液，里面添加有高浓度的裂解盐，例如胍盐等。使用含胍盐等灭活型采样液的标本无须进行灭活处理，不推荐使用 56℃孵育 30 分钟的方式处理灭活病毒，该条件不能保障充分灭活病毒。灭活标本如未能 72 小时内送至实验室的，应当置 - 70℃或以下保存，标本应当避免反复冻融。

2. 检验中风险控制

（1）实验活动：实验活动应在与其防护级别相适应的生物安全实验室内开展。从事高致病性病原微生物相关实验活动应当有 2 名以上的工作人员共同进行。所操作病原微生物的浓度与其可能产生的危害程度密切相关，因此，实验操作涉及体量较大的样本或浓度较高的病原微生物制品，或实验可能产生大量的气溶胶，或操作本身危险性较大时需要补充额外的预防措施。实验操作所需的实验室级别严格按照《人间传染的病原微生物名录》中传染病原危害程度分类、实验活动所需生物安全实验室级别来执行。

（2）设备设施：设施设备管理应制订规章和程序，包括设施设备日常维护记录、安全操作、授权操作、消毒、禁止事项、定期校准或检定、定期维护、安全处置、存放地点等。大型检测设备应制作设备标签，每年定期校准，定期对设备进行维护，标签应写明仪器名称、购买人、日期、仪器负责人、维修电话、唯一编号、校准或验证日期、下次校准或验证日期、准用或停用状态。高致病病原在检测中尽量使用加盖的全自动设备，人员尽量减少与样本接触的时长。设备维护、修理、报废或被移出实验室前应该先去污染、清洁、消毒灭菌。被污染的设备可使用 75% 乙醇或有效氯含量 1000 ～ 2000mg/L 的消毒剂擦拭，然后用紫外线照射 30 分钟后才能移出实验室。

（3）洗眼器：设备应安装在作业人员 10 秒内可摄取的区域，一般为 15m 范围内，建议每周进行操作检查与维护记录，补充冲洗液，清洗去除沉淀物。

（4）紫外线灯：要定期检查紫外线灯的强度，计算紫外线灯管使用时长。紫外线灯一定在房间无人时照射使用。每次要把紫外线灯消毒时间和累计使用小时数进行登记。累计使用不要超过 9000 小时。每月要监测紫外线灯的强度，不低于 $6000\mu m/cm^2$。每 2 周用 75% 乙醇擦拭灯管，除尘和除污垢，确保穿透力。

（5）生物安全柜：生物安全柜根据气流及隔离屏障设计结构分为 I 级、II 级、III 级 3 个等级。每年需要有资质的人员来对安全柜进行年检，包括垂直气流平均速度、气流模式、工作窗口气流平均速度、高效过滤器的检漏、柜体内外压差（III 级）、工作区洁净度、工作区气密性（III 级）等各项参数进行检查，年检合格后方可使用。在安全柜的后方和每一个侧面要留出 30cm 的空间。生物安全柜尽量少放置器材或样本，否则会影响后补压力，排风系统的气流循环。所有的工作必须在工作台面的中后部进行，尽量减少操作者身后的人员。活动操作者不应反复移除或伸进手臂，以免干扰气流；不要挡住空气隔扇；生物安全柜内不能放明火；实验操作应该从清洁区到污染区方向进行。在生物安全柜工作开始前或结束后，安全柜的风机应至少运行 5 分钟，前格栅和排风过滤器无阻挡。当安全柜风量或柜内负压低于设定参数 30%，实验人员应停止工作，将安全柜和室内消毒后按常规撤离，修复后经验证合格方可使用。柜内出现正压应立即切断电源，停止工作，在严密个人防护条件下进行彻底消毒，用消毒剂擦拭实验室封闭 24 小时，全面检修，各项参数正常稳定运转后才可以重新使用。如果发生溢洒，如果溢洒量＜ 1ml 时，可直接用消毒剂浸湿的纸巾（或其他材料）擦拭。如果溢洒量≥ 1ml 时，在溢洒物上覆盖浸有消毒剂的吸收材料，作用 20 分钟以上，然后使用有效氯含量 2000mg/L 擦拭台面，作溢洒处理。工作完成后，对生物安全柜的表面进行消毒擦拭。

（6）高压灭菌器：实验室应建立高压灭菌器日常维护记录，操作人员必须持证上岗。每年应进行年检，委托有资质的计量单位对压力表、压力表传感器、温度表、温度表传感器进行检定，并验证化学指示剂、生物指示剂的灭菌效果。每灭菌批次应进行物理监测，使用嗜热脂肪芽孢杆菌（ATCC7953 或 SSIK31）进行生物监测，监测频率每周 1 次。在新安装、移位和大修后，应进行化学监测、物理监测及生物监测。物理监测高压灭菌效果的结果应及时观察并记录，化学监测通过后，生物监测应连续空载 3 次，合格后方可使用。高毒危险性物品包内应放置化学指示剂，置于最难灭菌的部位高压灭菌操作应有严格的记录，如发现异常情况立即报告安全负责人，应妥善保存记录，传染病病原废弃物高压后应有记录。操作高压灭菌器时，应该佩戴棉手套。

（7）离心机：离心机是与实验室生物安全密切相关的设备，操作不当、机械故障及试管破碎等都容易导致气溶胶的产生，因此实验室中的离心机必须严格实行生物安全操作。检查离心机是否将离心管盖紧密封，尽可能使用专门的安全离心杯；要确保转头在离心轴上锁好，盖好离心机盖后再离心；等离心机完全停止 5 分钟后再开盖，最好购买时带自动上锁的安全型离心机。在发生破碎时应关闭电源，让机器密封 30 分钟使气溶胶沉淀。如果机器停止后发现破裂，应立即将盖子盖上并密封 30 分钟，以上两种情况均应该通知生物安全管理员。如果发现有碎片，清理玻璃碎片时使用镊子用镊子夹着棉花来进行，消毒后小心将转子转到生物安全柜浸泡在适当的非腐蚀性消毒液内，宜浸泡60 分钟。然后用水冲洗并干燥。如果在密闭的离心桶内发生破裂。应该松开安全杯盖子，将离心桶高压灭菌，也可以用化学试剂来消毒。

（8）试剂贮备：实验室一般设置常温库房、低温库房和超低温冰箱。试剂根据厂家的要求储存，特殊试剂应储藏在带锁的冰箱内。为了避免贮备不足，使用计算机系统管理，利用信息化实现批号更换、有效期到期提示、库存预警等功能。每月需定期检查、及时更新，盘库清点。试剂不可与污染样本放置在同一地点。疫情来临时可实现贮备充足，积极应对。

（9）危化品：危险化学品储存柜设置应避免阳光直晒及靠近暖气设备等热源，保持通风良好，不宜贴邻实验台设置，也不应放置于地下室。使用气体应配置气瓶柜或气瓶防倒链、防倒栏栅等设备。气瓶存放应该牢固的直立并固定，套好防震圈。危化品的发放保管应该有专人负责，按照实际使用数量的最低数量发放。剧毒化学品和爆炸化学品应由两人领取，如有剩余，当日退还。每间实验室存放的危化品不得超过 100L 或 100kg，易燃易爆化学品不得超过 50L 或 50kg。

3. 检验后风险控制

(1) 检验后样本保存管理：高危病原标本、疑似患者标本集中管理，专人负责、双人双锁。以接收日期或入库日期建立标本索引查找方式。标本存储管理最好采用配套严格的计算机管理，标本的临床资料信息、出库登记等均有严格的书面签名及记录。约 3 个月应用周期的标本可以 −20℃存放；6 个月以上周期的标本应该 −80℃存放；1 年以上周期的标本最好液氮冻存。样本需要调取时做好登记。

(2) 废弃物生物风险控制：主要原则是所有感染性材料必须在实验室内清除污染，高压灭菌。有潜在感染性的材料应在丢弃前放置在防渗漏的容器或黄色垃圾袋中高压灭菌。每天将所有实验后一次性感染性实验材料装入双层黄色密封袋送至指定地点进行高压灭菌（121℃，30 分钟），之后置于固定暂存处待统一回收销毁。感染性废物、药物性废物、化学性废物及生活废物不能混合收集。盛装的废物达到包装物或者容器的 3/4 时，应使用有效的封口方式，使包装物或容器的封口紧实、严密。在盛装废物前，应对废物包装物或者容器进行认真检查，确保无破损、渗漏和其他缺陷。临床实验室应尽量减少使用生成锐利物的用品，锐器（包括针头、小刀、金属和玻璃等）应置于有明显标记、防渗漏、防锐器穿透的容器内。

1）液态废物：普通污水排入实验室水处理系统，经处理达标后可排放。对实验过程中产生的废液使用有效氯含量 2000mg/L 的浓度配比消毒，即 1L 水加 8 片消毒片（每片有效氯含量 250mg/L），再倒入医院污水处理通道。

2）固态废物对检测完成后的疑似高致病病原体的患者标本采用双层塑料袋密封；贴上有生物危害的标识，用有效氯含量 1% 消毒液或 75% 乙醇喷洒外包装后，放在固定位置单独存放，交由专人及时进行高压处理。

3）枪头、玻片等废弃物等置于含 0.5% ~ 1.0% 有效氯含量废液缸中，废液缸尽量每天高压处理，最好不要超过 3 天。

4）污染的针头放在配置有效氯含量 2000mg/L 的消毒液的锐器盒内浸泡，锐器盒的一次性容器不能装满，当达到容量的 3/4，就应该进行高压灭菌处理。

(3) 实验室消毒的风险控制：①实验室常备 75% 乙醇、实验室消毒槽（池）、浸泡缸、喷雾器并备有足量 500 ~ 1000mg/L 有效氯含量消毒溶液供随时消毒使用（配制后应用专业试纸测试条进行有效氯含量测定，达到有效浓度方可使用，并做好记录）。②每天下班后使用有效氯 500mg/L 的消毒液擦拭实验室桌面及地面；如有高致病病原体的实验操作用 20g/L 的过氧乙酸进行空气喷雾消毒（8ml/m³），消毒完毕密闭房间作用 2 小时，再开窗通风或开启紫外线消毒装置进行空气消毒，照射时间不低于 30 分钟。

(4) 菌（毒）种保存管理：菌（毒）种保存时应该采用无泄漏，防渗透，不易破碎的容器，粘贴标签或标识，标明菌（毒）种及感染性样本的编号、日期等信息。菌（毒）种及感染性样本在使用过程中应有专人负责，入库、出库及销毁记录。菌种保存的冰箱应该设置双人双锁管理。在存放区域内安装 24 小时无死角摄像头实时监控。

（五）人员防护

在传染病实验室工作，必须戴帽子、口罩、手套，穿工作服（上衣和裤子）、工作鞋（不得露脚趾）。如果是传染性较强的病原应穿隔离衣、防护服、帽子、口罩（N95）、护目镜、鞋套等物品（3 级防护）。严禁穿防护服离开实验室。严禁在实验室进食、饮水、吸烟、化妆和处理隐形眼镜。手套应同时配备无粉乳胶手套，以防过敏。完成检测脱防护服应轻卷轻放，放入废弃桶后高压。特别注意手卫生环节，脱防护服时要进行手卫生。护目镜消毒放在有效氯含量为 2000mg/L 的消毒液中浸泡 30 分钟或用环氧乙烷消毒。

（六）意外事故风险

1. 污染物溢洒　立即紧急处理，首先张贴"禁止进入""溢洒处理"的警告标识，从外围到中心缓慢倾倒消毒灭菌剂，应注意按消毒剂的说明确定使用浓度和作用时间，作用 30 分钟以上进行清理。

2. 针刺伤或割伤　用力捏住受伤部位向心端，用大量流水冲洗，向离心方向挤出伤口的血液，不可来回挤压。如果发生了黏膜暴露，至少用水冲洗暴露区域 15 分钟。用75% 乙醇和碘酒消毒伤口。事故发生后应及时向主管人员报告。对感染高致病病原的可能性做出判断，决定是否预防性使用有效的预防药物。

3. 火灾　定期检查消防器材的位置，每年进行灭火和逃生演练，让人员熟悉逃生路线。所有事故的报告应形成书面文件并存档（包括所有相关活动的记录和证据等）。报告应包括事实的详细描述、原因分析、影响范围、后果评估、采取的措施及其有效性的追踪、预防类似事故发生的建议及改进措施等。

（七）应急预案

实验室应根据《中华人民共和国突发事件应对法》的规定，制订各种意外紧急事件（如化学性、物理性、放射性、火灾、水灾、地震、人为破坏等）的应急措施和方案。应急措施和方案至少应包括负责人、组织机构、应对程序、报告程序、应急通信、应急设备、撤离计划和路线、污染源隔离和消毒、人员隔离和救治、个体防护和应对程序、现场隔离和控制、风险评估和沟通等内容。所有人员应培训熟悉应急行动计划、撤离路线和紧急撤离的集合地点等。实验室应有安全撤离路线的明显标识。临床实验室应每年组织所有实验室人员进行一次应对突发事件的演习。

（八）员工健康风险控制

员工录用前或上岗前均有体检记录，进行职业健康评估。育龄妇女应知晓微生物如风疹病毒等的职业暴露对生育的影响。实验室人员的健康档案应包括岗位风险说明及知情同意书。必要时存留员工本底血清样本或特定病原的免疫功能相关记录、预防免疫接种记录、职业感染和职业禁忌证等资料。

（九）人员培训

实验室管理者应确保定期对所属人员进行实验室操作、程序、安全防护等培训，安全培训是新员工岗前培训的重要组成部分，包括对较长期离岗或下岗人员的再上岗培训，定期开展应急预案审定及演练。

（十）定期进行检查

对上述涉及生物安全的人员、设备、用具、废弃物、消毒、环境、培训内容、消防演练等定期进行安全检查，及时进行纠正或补充。

实验室生物安全是传染病防控的重要一环。各国政府和卫生行政部门高度重视实验室生物安全问题，不断更新和完善实验室生物安全管理体系，使生物安全管理更加规范。我们要充分利用新型科技手段，例如运用先进的生物安全信息化管理模式，积极探索生物安全管理新体系，不断创新实验室生物安全的监控及防护能力。

（鲍春梅　陈素明　李伯安）

主要参考文献

[1] 世界卫生组织.实验室生物安全手册（第三版）.WHO/CDS/CSR/LYO/2004.11.

[2] 中华人民共和国国家卫生和计划生育委员会.临床实验室生物安全指南：WS/T442—2014.

[3] 中华人民共和国国家卫生和计划生育委员会.病原微生物实验室生物安全标识：WS589—2018.

[4] 中华人民共和国国家卫生和计划生育委员会.病原微生物实验室生物安全通用准则：WS233—2017.

[5] 中国国家认证认可监督管理委员会.实验室设备生物安全性能评价技术规范：RB/T 199—2015.

[6] 国家认证认可监督管理委员会.病原微生物实验室生物安全管理指南：RB/T 040—2020.

[7] 刘红英.病原实验室生物安全建设及风险评估概述.职业与健康,2010,26(14):1650-1652.

[8] 张相猛,徐秋芳,施怡茹,等.不同标本前处理方法对新型冠状病毒核酸检测结果的影响.检验医学与临床,2021,18(6):729-737.

[9] 邓小玲,罗建波,杨杏芬.传染病监测实验室的质量管理模式.华南预防医学,2008,34(3):72-74.

[10] 万东勇.传染病专科医院检验科（实验室）安全建设与管理,第三届全国临床检验实验室管理学术会议2005:福建厦门.

[11] 毛羽,魏红山.传染病医院临床实验室的特点及管理对策.中国医院管理,2005,25(5):31-32.

[12] 李进,郭晓东,王菲,等.传染病医院临床实验室的特点及管理对策,现代生物医学进展,2013,13(5):954-955+997.

[13] 刘洁.传染病医院临床实验生物安全管理与实践.国际检验医学杂志.2011,32(4):512-514.

[14] 冯霞,娄金丽,金荣华.传染病医院新发突发传染病应急实验室能力建设及思考.中华预防医学杂志,2020,54(12):1487-1490.

[15] 张鹭,林英,王小惠.发热门诊鼻咽拭子标本采集的护理管理.基层医学论坛,2021,25(9):1325-1326.

[16] 许建成.浅谈实验室生物安全风险评估.首届中国临床微生物学大会（宁波会议）暨《医学参考报》微生物学与免疫学专题论坛,2010:116-121.

[17] 华文浩,盛琳君,宋丽红,等.生物安全Ⅱ级实验室开展新型冠状病毒检测的风险评估与防控.中华检验医学杂志,2020,43(4):373-378.

[18] 李润青,赵秀英.生物安全二级实验室内新型冠状病毒核酸检测的生物安全风险管理.北京医学,2020,42(6):531-538.

[19] 何玉芳,周晓红,胡薇薇,等.生物安全实验室风险评估.浙江预防医学,2015,27(4):431-432.

[20] 胡凯,马宏,贾松树,等.实验室生物安全风险评估的现状与思考.医学动物防制,2020,36(9):817-820.

[21] 安花兰,韩吉淑.新冠肺炎疫情期间在发热门诊采集咽拭子体会及思考.中国农村卫生,2021,13(3):23-27.

[22] 鲍春梅，李波，王欢，等 . 新型冠状病毒的实验室生物风险评估与风险控制 . 传染病信息，2020，33(1): 90-95.

[23] 贾延芳，郑健，高英堂 . 针对新发传染病生物安全实验室的管理与展望 . 世界华人消化杂志，2020，28(21): 1059-1067.

[24] 马筱玲，胡继红，王瑶 . 中国临床微生物实验室应对重大传染病疫情能力建设指导原则 . 中国医院，2020，24(8): 18-22.

[25] 田曙光，王雪松，陈勇，等 . 中国援塞移动实验室安全风险评估与生物安全应对措施 . 中国消毒学杂志，2015，32(4): 365-368.

第 15 章

传染病职业暴露的处置

传染病诊疗、护理过程中，医护人员要注意加强自我防护能力，上岗前必须认真学习并积极参加传染病防护相关培训与考核，考核合格后方可上岗。在诊疗和护理过程中，如果出现不可预料的职业暴露或不确定的暴露，均应积极上报并进行相关处置。本章主要针对新突发呼吸道传染病的职业暴露处置进行综述，其他特定传染病的职业暴露参考相关规定执行。

一、呼吸道暴露的处置

（一）呼吸道暴露

医护人员或相关人员（卫生员等）缺乏或忘记佩戴呼吸道防护设备；呼吸道防护措施损坏或脱落时，如口罩松动、脱落、破损等；使用无效呼吸道防护措施，如使用不符合规范要求的口罩；被污染的手接触口鼻；降低防护等级进入相应区域开展工作；医务人员在污染区或潜在污染区发生呕吐导致口罩被打湿污染或防护口罩脱落现象等。

（二）处置流程

1. 医务人员发生呼吸道职业暴露时，应即刻采取措施保护呼吸道（用规范实施手卫生后的手捂住口罩或紧急外加一层口罩等），按规定流程撤离污染区。

2. 紧急通过脱卸区，按照规范要求脱卸防护用品。

3. 根据情况可用清水、0.1% 过氧化氢溶液、碘伏等清洁消毒口腔和（或）鼻腔，佩戴医用外科口罩后离开。

4. 及时报告科主任、护士长和医疗机构的主管部门。

5. 医疗机构应尽快组织专家对其进行风险评估，包括确认是否需要隔离医学观察、预防用药、心理疏导等。

6. 高风险暴露者按密接人员管理，隔离医学观察期按照疾病潜伏期确定。

7. 及时填写相关疾病医护人员职业暴露记录表，尤其是暴露原因，认真总结分析，预防类似事件的发生。

二、血液体液等污染物暴露的处置

（一）污染物暴露

医护人员在进行医疗、护理操作过程中，发生患者唾液、血液、呕吐物、大小便等沾染皮肤；患者唾液、血液沾染面部防护设备；操作规程中不慎被污染的锐利医疗器械发生针刺伤等。

（二）处置流程

1. 发生血液体液喷溅污染皮肤时，即刻至潜在污染区用清水彻底清洗干净，用 75% 乙醇或碘伏擦拭消毒，再用清水清洗干净。

2. 护目镜或防护面屏或口罩被污染时，即刻至潜在污染区及时更换；污染眼部时，即刻至潜在污染区用清水彻底清洗干净。防护服、隔离衣、手套等被污染时，及时至缓冲间更换。

3. 发生针刺伤时，先就近脱去手套，从近心端向远心端轻柔挤压受伤手指挤出受伤部位血液，流动水冲洗，75% 乙醇或碘伏消毒刺伤部位，戴清洁手套，然后按血液体液暴露常规处理。

三、管理措施与要求

1. 发生职业暴露的医务人员经评估为高风险暴露后，按照密切接触者处置，填写《某疾病密切接触者登记表》《某疾病密切接触者医学观察登记表》。

2. 应单人单间安置，按照潜伏期标准制定隔离期限，期间定期开展核酸检测。

3. 隔离期间服从管理，按要求佩戴口罩，定时开窗通风，不得随意离开房间。

4. 按照专家要求，必要时应用药物或疫苗等进行主动防疫。

5. 发生职业暴露的医务人员每日监测体温，开展症状监测，并如实报告。隔离点管理人员每日填写《密切接触者医学观察统计日报表》。出现发热、咳嗽、气促等症状时，及时报告。

6. 隔离点工作人员（如管理人员、保障人员）应做好个人防护，与职业暴露者近距离接触时的个人防护同隔离病区工作人员。

7. 隔离点产生的垃圾按照感染性医疗废物处置。确需更换的床单被罩，按照隔离病区污染被服处置。

8. 隔离点每日进行环境消毒，做好记录。被隔离人员解除隔离离开房间后，应对房间进行终末消毒。

（贾红军　庄英杰　张丽娜）

主要参考文献

[1] 苏梓涵，毛慧萍，张泽玥，等 . 医务人员新型冠状病毒肺炎职业暴露的防范与对策 . 西安交通大学学报 (医学版), 2021, 42(2): 201-204.

[2] 唐杰，陈雪娥，陈健，等 . 新冠肺炎隔离病区医务人员发生感染性职业暴露的处置实践与探讨 . 重庆医学 , 2021, 50(11): 1967-1970.

[3] 张海霞，张志云，刘晨，等 . 传染病医院与综合医院护理人员职业暴露及管理现况调查 . 护理学杂志 , 2021, 36(4): 54-58.

第 16 章

生物安全突发事件下心理应激与干预

生物安全突发事件具有突发性、可预见性低、传染性高、传播范围广等特点，不仅严重危害了公众的生命健康和社会的安全稳定，也使公众和救援人员处于一种焦虑和担忧状态，导致心理压力加大，会出现一系列心理应激反应，而过度的心理应激可能会引起机体的心身失调状态，心理损伤率大幅增加。因此，在生物安全突发事件医学救援过程中加强心理干预很有必要，将心理干预细化到各个救援流程之中，对预防心理及精神疾病的发生、减缓生物安全突发事件对人员的心理危害必不可少。

第一节　生物安全突发事件相关的心理应激与精神障碍

生物安全突发事件相关的心理应激，多数达不到障碍程度，表现为一般应激反应。如果得不到很好的干预治疗，在此基础之上，容易发展为心理障碍。

一、个体或群体的心理应激反应分期

生物安全突发事件发生后，人的情绪和行为反应通常会经历冲击期、防御期、适应期和危机后期 4 个阶段。

1. 冲击期（或休克期）　生物安全突发事件发生后，即刻表现出强烈的情绪反应，如震惊、麻木、恐惧、迷茫，随后会出现意识模糊，判断力下降或大脑一片空白等现象，可表现为哭泣、尖叫等。这些通常属于正常的情绪反应，不同个体持续时间长短不一。

2. 防御期（或防御退缩期）　由于生物安全突发事件已经远超个体自我的应付能力，人们为了恢复心理平衡，通常会启动各种防御机制，如否认、情感麻木、退缩和回避等方式进行合理化，这一阶段可能会出现闯入性症状，难以抑制地回想起应激事件场景或睡眠中出现噩梦，或出现警觉性增高，还可以出现疲乏、眩晕、头痛、恶心等躯体症状，往往伴随愤怒、易激惹等负面情绪，通常持续 1 周到数月。

3. 适应期（或解决期）　一段时间以后，个体能够采取积极的态度去面对现实，

接受现实，寻求各种资源以期恢复到突发事件前的状况，焦虑逐渐减轻，自信心增加，社会功能恢复，但当努力受挫或个人需要没有得到满足时，容易产生失望和怨恨情绪。

4. 成长期（或危机后期）　持续时间可达数年，个体努力重建自己的生活，包括社会角色和职业角色，重建家庭，恢复或建立新的社会联系和情感支持系统。多数经历突发事件后变得更加理性和成熟，但也有少数人消极应对而出现焦虑、抑郁、分离障碍、酒精依赖或药物依赖，甚至是自伤、自杀等情况。

二、生物安全突发事件相关的精神障碍

应激反应往往发生于平时正常的个体突然遇到应激事件，或其环境突然发生巨大变化。精神障碍表现为焦虑状态、抑郁状态或恐惧状态，往往伴有定向问题、身体不适、睡眠障碍等情况。当出现以下情况时，可能患者已经疲劳过度或经历创伤应激反应。

1. 生理反应　胃痛或腹泻、头痛或其他身体疼痛、胃口不好或吃的太多、发汗或发冷、颤抖或肌肉抽搐、容易受到惊吓。

2. 情绪反应　感到焦虑或害怕、感到愧疚、感到愤怒、感到压倒性的悲伤。

3. 认知反应　记忆力下降、感到困惑、难以集中精力、难以清晰思考、难以做出决定。

4. 行为反应　加大使用烟酒量和非法用药、易激惹、易发火、易争吵、无法放松或入睡、容易哭泣、过度担忧、只想一个人待着、抱怨都是别人的错、听不进去别人的意见也无法沟通、不想给予帮助或接受帮助、无法感受到快乐和享受乐趣。

如果有以上的征兆和表现，需要及时通过有效的方式疏导不良情绪、减缓压力，预防心理创伤及应激障碍。

1. 急性应激障碍　急性应激障碍（acute stress disorder，ASD）是指在受到严重精神刺激后，几分钟或几小时内出现的一过性精神恍惚、茫然或晕倒、表情麻木等，多表现为迷茫、麻木，或哭喊、乱跑、晕倒等，伴有一定程度的意识浑浊及行为紊乱，有的呈现木僵或亚木僵状态，数天或 1 周内可得到缓解，最长不超过 4 周。有过尸体接触史的人员在 24 小时内就可表现出较高水平的急性应激症状、分离症状和抑郁症状。若处于急性应激障碍中的人员能从应激环境中退出，症状可快速缓解，若应激源持续存在且未得到有效干预，20% ~ 50% 可发展为创伤后应激障碍。

2. 创伤后应激障碍　创伤后应激障碍（posttraumatic stress disorder，PTSD），指个体经历、目睹或遭遇到 1 个或多个危及自身或他人生命，或严重受伤，或躯体完整性受到威胁后，在创伤事件发生 1 个月、数月或数年后个体持续存在或延迟出现的精神障碍。主要表现有 3 类症状：①重新体验，表现为头脑中不自主地闪现与创伤有关的情境或内容，甚至感觉创伤性事件好像再次发生一样。②回避和麻木，主要表现为长期回避与创伤有关的事件或情境，回避创伤的地点或有关的人和事。有些患者甚至出现选择性遗忘，不能回忆起与创伤有关的事件细节。③警觉性增高，主要表现为过度警觉、容易被惊吓，

伴有注意力不集中、激惹性增高及焦虑情绪。

急性应激障碍和创伤后应激障碍在症状上有一定重叠，可认为是同一类疾病在病程上不同阶段的表现。大量研究表明，急性应激障碍可有效预测创伤后应激障碍的发生，创伤后应激障碍的早期发展与急性应激障碍有明确联系，若个体在早期符合急性应激障碍的诊断标准，其在随后发生创伤后应激障碍的风险也较高，研究发现急性应激障碍个体中的分离症状（麻木、回避）可有效预测创伤后应激障碍的发生和创伤后应激障碍的严重程度。据此，可以将急性应激障碍作为预测创伤后应激障碍的指标，对那些可能出现创伤后应激障碍的个体进行早期心理干预，预防创伤后应激障碍的发生。

3. 其他常见的精神障碍　个体在经历突发生物事件后，不仅会出现较为特异的精神障碍，如急性应激障碍和创伤后应激障碍，也有可能转归为一般的焦虑障碍、抑郁障碍、酒精和药物滥用等。

（1）焦虑障碍：创伤后应激障碍本来就是焦虑障碍（anxiety disorder）的一种，是创伤后迟发的焦虑障碍。在生物安全突发事件背景下，也会有创伤体验不是很突出的亚群体，不安表现为泛化的过分担心（广泛性焦虑障碍，generalized anxiety disorder），甚至是急性焦虑发作（惊恐发作，panic attack）。若个体超出一般水平的担心，则表现为明显过分的担心、害怕，甚至是没有明确目标的害怕和惶惶不安，同时伴有运动性不安，如手抖、坐立不安等，或自主神经紊乱，如出汗、心慌、胃肠功能紊乱等，且持续 6 个月以上，对日常生活和工作造成一定的影响，就构成广泛性焦虑障碍。

（2）抑郁障碍：抑郁障碍（depressive disorder）的核心特征是心境低落，快感缺失、自我评价降低，极度的消沉，看不到希望，无望感和无助感，觉得自己做错了什么甚至是有罪的，正常休息难以缓解的疲乏感，经常伴有身体不适，如疼痛、食欲缺乏、便秘、失眠等。严重时可伴精神运动性迟滞，即思维和动作变慢。更严重的病例可出现精神病性症状，如有罪妄想等。

（3）酒精和药物滥用：在生物安全突发事件后，由于丧亲、丧子等巨大的精神刺激，社会生活秩序陷入混乱，有些个体会借助酒精或其他药物来麻痹自己，这中间也不乏 PTSD 患者，就会出现酒精或药物滥用。

第二节　生物安全突发事件下的心理危机干预

美国、英国、德国、丹麦等发达国家非常重视应急心理救援保障，突发灾难事件的心理干预在国外发展的也比较成熟，已将心理救援统一纳入国家层面管理，形成了相对成熟的制度和系统，并以法律的形式明确了心理干预的地位。美国自 1992 年便有一套比较完善的心理卫生保障工作体系，美国的灾难反应网络（Disaster Response Network，DRN）可为受害者和救援人员提供免费心理卫生服务，设立了分级心理救治机构，并明确了各级心理干预机构的任务，专业医疗组织，社区防治队，包括精神科医师、精神科护士、临床心理学家、社会工作者等。而我国正处于起步阶段，心理救援力量薄弱，尚无这样的医疗卫生体系，我国对突发灾难事件的心理研究主要侧重于救援工作结束后的心理干预措施，很多问题还在探索和实践阶段，也未形成完善的制度体系，因此，加强突发灾难事件的心理干预研究，完善我国突发灾难事件心理干预制度和体系已经刻不容缓。

一、受害者或救援人员 PTSD 的自我恢复倾向

创伤性事件对人们造成较大的心理问题，但对于大部分人来说，这些心理问题是暂时的或是亚临床的，随着时间的推移，创伤性事件对受害者和救援人员的影响逐渐减小，是无须心理干预的，但也会有一部分人的心理障碍如 PTSD、抑郁症、物质成瘾等会持续存在。在创伤性事件 3 ~ 6 个月后，约有 1/3 的 PTSD 患者缓解，另有 1/3 的患者症状变得慢性且持续，PTSD 的终身患病率为 1.3% ~ 8.8%。存在 PTSD 分离症状的个体，导致个体社会支持利用率低，并缺乏正确的应对策略，导致共病和社会功能不良。相关症状会影响救援人员的身心健康、职业发展和人际关系。PTSD 通常与不健康的应对方式有关，随着时间的流逝，会变得根深蒂固，并带来巨大的经济负担。个体能否及时采取正确的应对策略和合理利用社会资源，是其能否自愈的关键因素。

二、受害者或救援人员心理危机干预的评估

针对受害者和救援人员的心理危机干预工作，要以预防为主。救援人员在参与救援任务前接受相应的心理训练，受害者和救援人员在生物安全突发事件发生后接受精神疾患的筛查，早发现早治疗，鼓励个体在有需要的情况下接受咨询。可进行一对一的个体干预，也可进行群体干预。心理危机评估是实施心理危机干预工作中重要的工作内容之一，如何快速、准确发现潜在 PTSD 高危人群，在一定程度上决定了心理危机干预的成败。在对受害者和救援人员进行心理评估时，应该考虑 ASD 个体的特异性症状，尤其是 PTSD 中的分离症状，并利用人格特质、认知、归因等，才能更加准确地识别可能发展成 PTSD 的个体，尽早进行心理干预，以便预防其发展为慢性的精神障碍。另外，对于不能使用正确的应对策略和不善于利用社会资源的个体，也可成为心理危机干预的对象。

评估常用量表主要包括：①症状自评量表（Symptom Checklist 90，SCL-90），是当前使用最为广泛的精神障碍和心理疾病门诊检查量表，该量表共有 90 个项目，包含较广泛的精神病症状学内容，从感觉、情感、思维、意识、行为直至生活习惯、人际关系、饮食睡眠等，从 10 个方面来了解自己的心理健康程度。见附录量表 1。②事件冲击量表（Impact of Event Scale，IES）及其修订版（Impact of Event Scale Revised version，IES-R）在国内外被广泛应用，该量表用于评估创伤后应激障碍症状的严重程度，共 22 个题目，包括闯入性在体验、回避、高警觉 3 个维度，采取 0 ~ 4 分 5 级评分。③应激反应问卷（Stress Response Questionnaire，SRQ）主要用来评估个体心理应激反应的相应心身症状及程度，共 28 个条目，3 个维度：情绪反应、躯体反应和行为反应，见附录 B。④突发公共卫生事件心理量表，该量表为 SARS 流行期间编制，也适用于其他突发公共

卫生事件，可反映突发公共卫生事件后人群的心理状态和情绪反应。该量表共计 25 个项目，分为抑郁、神经衰弱、恐惧、强迫 - 焦虑、疑病 5 个维度。⑤急性应激反应量表（Acute Stress Response Scale for Armymen，ASRSA），主要用于测评急性应激反应的症状和特征，该量表由 112 个条目组成，分为认知改变、情绪反应、行为变化、生理反应和病理改变和工作效率 6 个维度。

当受害者或救援人员的工作与生活受到严重影响时，如感到过度的恐慌和紧张、饮食和睡眠习惯日益恶化、工作效率和生活能力明显受损时，鼓励有心理困扰和应激症状的人员主动寻求专业的心理援助，以恢复心理平衡，救援人员或安排休息调整或主动安排撤换。如上述（生理、情绪、认知、行为）症状有持续存在超过 1 个月，并影响到正常的生活和人际关系情况，请及时寻求专业人士的帮助。

三、生物安全突发事件下受害者心理干预

生物安全突发事件发生后，应成立心理救助小组，对受灾影响的成人、儿童及家庭提供心理干预，以非侵入和同情的方式与受害者建立人性的联系，以加强受害者即时的和持续的安全感，安抚和引导情绪激动或情绪紊乱的受害者，减轻生物安全突发事件给受害者所带来的初始悲恸，帮助受害者与社会支持系统联系，培养受害者短期和长期的适应性功能和应对策略，以减轻灾难事件的直接后果。

1. 调动和恢复心理防御机制　个体固有的自我防护心理机制可以帮助个体面临挫折或冲突的紧张情境，在其内部心理活动中具有的自觉或不自觉地解脱烦恼、减轻内心不安，以恢复心理平衡与稳定的一种适应性倾向。能够使主体在遭受困难与挫折后减轻或免除精神压力，恢复心理平衡，甚至激发主体的主观能动性，激励主体以顽强的毅力克服困难，战胜挫折。主要方法包括：①转移和替代。采用近似的目标，如积极参加救援活动，使受到精神创伤与产生心理困扰的受害者顺从和适应外界客观环境，解决内心冲突和矛盾。②升华。指导受害者在事业上或其他方面做出贡献，转移个体由于身体缺陷、失去亲人等问题造成的心理矛盾，升华出社会能接受的高层次要求。③补偿。对一时过失而悔恨者，应鼓励其用实际行动弥补过失，多做一些有益的事情。④合理化。引导受害者为自己做过的不满意的事情或为自己心理矛盾寻找一个比较合理的解释。

2. 稳定情绪，在创伤中自我安抚　灾难性事件后出现强烈甚至无声的情绪表达，如麻木、冷漠、精神恍惚或慌乱，这些都是正常、健康的反应，但极其高强度的唤醒状态、麻木或高强度的焦虑可能影响睡眠、饮食、工作、生活等，对于这些反应强烈、持久以致严重影响正常功能的受害者，应该实施心理干预。方法包括：①着陆技术。通过检查自己的触感、环境，将注意力转移到当下，从情绪漩涡中回归此时此地。身体着陆：可以用温水或冷水洗手；握着一个物体，感受它的温度和触感；感受双脚与地面的接触，用力张开握紧的拳头，感受手指末端的感觉。精神着陆：环顾四周的物体，快速、无声地报出它们是什么；想象你的痛苦是一个视频，而你可以按下关闭键。自我抚慰的着陆：想象能让你安心的人、事、地点，或者想一想你期待过的事情。②深呼吸放松：先找到

一个舒服的姿势,坐着或躺着。采用腹式呼吸法,通过鼻腔慢慢地将空气吸入肺的最底部,同时慢慢从 1 默数到 5,尽可能将空气吸到身体的最深处,保持 5 秒,然后通过鼻子或嘴,缓慢地将空气呼出,同时缓慢地从 1 默数到 5。注意力放到呼吸上,可以将双手放在腹部,感受一呼一吸时腹部的起伏,吸气时腹部凸起,吸气时腹部凹入。重复上述步骤,每次练习 3～5 分钟。③正念冥想:近年来兴起的一种自我调节方式,强调有意识、有目的地关注、察觉当下的一切,将注意力集中于当下,而对当下的一切又不做任何判断、分析和反应,只是单纯地觉察它、注意它。正念冥想可以有效缓解人的焦虑情绪,使紧绷的身体得到放松,使整个人更加放松。

自我安抚的"蝴蝶拥抱"也被称为"爱自己的拥抱",用于在创伤中自我安抚。步骤如下:

第一步:双手交叉放在胸前,中指指尖放在对侧锁骨下方,指向锁骨的方向。你可以闭上眼睛,或者半合上眼。

第二步:将你的手想象成蝴蝶的翅膀,像蝴蝶扇动翅膀一样,缓慢地、有节奏地交替摆动你的手,比如先左右,后右手。

第三步:缓慢地深呼吸,留意你的思绪和身体感受。在这一刻,你在想什么?你脑海中有什么样的景象?你听到了什么声音?闻到了什么样的气味?

第四步:观察你的想法、感受,不去评判它们。把这些想法、感受看作天上飘过的云彩。一朵云彩来了又去,我们只需静静地目送,不去评价它的好坏。

重复做 6～8 次"蝴蝶扇翅"。当你觉得身心平静下来后,放下手。

3. 增强社会支持系统　社会支持关系到人们在生物安全突发事件发生后的情绪稳定和复原。社会关系较好的个体更倾向于参与到事件后复原性的支持活动中来,包括接受和给予支持。

社会支持可以多种形式出现,如情感支持:拥抱、倾听、理解、接受;社会联系:感觉到你属于这里,与其他人有共同要做的事情,让人们一起分享活动的乐趣;感到被需要:感到你对其他人来说很重要,你是有价值的、有用的;坚信自我价值:人们会帮助你对自己和自己的能力保持信心,让你有信心可以处理你所面对的各种挑战;建议和提供信息:让人告诉你,你应该怎么做,或为你提供信息和建议,可以帮你认识到你的反应是正常的,发生同样的事情可以有好的榜样去效仿;提供人力、物力帮助:让人们帮你做些事情或提供一些物资。一系列的社会支持活动,可以帮助受害者解决实际问题、情感理解和接纳、分享体验和关怀、反应正常化、分享应对策略。

4. 治疗性心理干预　对心理应激严重的受害者,可进行治疗性的心理干预,常用方法主要有支持性心理治疗、放松宣泄治疗、认知行为治疗、危机事件压力晤谈、暴露疗法、快速眼动疗法,如果有需要,可以在专科医师指导下进行药物干预治疗。

危机事件压力晤谈 (critical incident stress debriefing, CISD),最初是为维护应激事件救援人员身心健康的干预措施,后被多次修改完善并推广使用,现已开始用于干预遭受各种创伤的个人。主要是组织有相同经历的个体采用团体或小组的形式,通过引导个体以放松、倾诉、宣泄的方式，诉说创伤性事件当时的具体细节，以及个体的认知体验和情绪感受，帮助个体在认知和情绪上修复创伤，预防 PTSD 的发生。CISD 一般在突发事件发生的 24 小时内进行，一般需要 2 ~ 3 小时，具体步骤如下。

第一阶段：介绍期，组长进行自我介绍，介绍 CISD 规则，仔细解释保密原则，介绍小组成员和干预过程，与参与者建立相互信任。

第二阶段：事实期，要求所有参与者从自己的角度出发，描述突发事件发生过程中他们自己及事件本身的一些实际情况，包括所在、所闻、所见、所嗅和所为，要求每一位参与者都必须发言。

第三阶段：感受期，鼓励参与者揭示出自己相关事件最初和最痛苦的想法，事件发生时的感受，目前的感受，让情绪表露出来。

第四阶段：症状期，请参与者描述自己的应激反应症状，请参与者讨论及体验事件对家庭、工作和生活造成的影响和改变，旨在挖掘参与者在突发事件中最痛苦的经历，鼓励他们承认并表达自己的情感。

第五阶段：辅导期，指导者要介绍正常的反应，提供准确信息，讲解事件、应激反应模式、应激反应常态化，强调适应能力，讨论积极的应付方式，提供有关进一步服务的信息，提醒可能存在的问题（如饮酒），给出减轻应激反应的策略，指导参与者自我识别症状。

第六阶段：恢复期，要求参与者意识到他们的应激反应是在非常压力之下的正常反应，并提供一些促进整体健康的知识和技能，总结晤谈过程，回答问题、提供保证，总结或修改有关应对策略和行动计划。

暴露疗法：主要采用暴露于个体所害怕的事件或情境为主的技术，系统脱敏法是首选的方法之一，建立个体恐怖或焦虑的事件层级，按照主观感受由弱到强排列，在教会其放松后，先从最轻的焦虑事件开始，然后由弱到强，逐级脱敏，以达到克服对环境的恐惧、紧张情绪。新近的眼动脱敏和再加工技术用于治疗 PTSD，取得了较好效果。

四、生物安全突发事件下救援人员心理干预

生物安全突发事件发生后，医疗救援人员立刻投入到疫情的防控任务中，由于应对生物安全突发事件并不是医护人员的常态化工作，严重增加了该类事件处理的难度，工作强度大、体力透支，同时还要面对惨重的伤亡，医疗救援人员会出现一系列心理应激反应，过度的心理应激可能会引起机体的心身失调状态。因此，需加强生物安全突发事件中医疗救援人员的心理干预工作，以减缓生物安全突发事件对医疗救援人员的心理危害。

1. 影响医疗救援人员发生应激障碍的影响因素　①性别：女性医疗救援人员中 PTSD 的发病率更高。由于女性具有特殊的生理心理特点，承受更多的家庭和工作负担，易产生更多的应激反应。②年龄：年龄较大的救援人员虽然工作、生活经验增加，但要

承担更多的工作责任，面临生理心理功能的减退，更容易受到应激障碍的影响。③岗位：护士在医疗救援任务中，需承担更多的抽血、输液等高危操作，直接接触传染源，且工作强度大，因此产生更为明显的急性应激反应。④人格特征：高度的神经质、消极的应对方式（如否认、回避等）会增加 PTSD 的发生率。积极、灵活的应对方式、社会支持可预防后续的心理问题，降低 PTSD 的发生率和严重程度。完美主义人格特征、任务后感到内疚和反刍的救援人员，更易患上 PTSD。⑤任务阶段：救援人员在任务的不同阶段也呈现出不同的心理应激状态，在生物安全突发事件暴发初期，人们对相关信息的了解较少，其焦虑感较强，对非官方信息的信任度更高，随着救援任务的进行，人际敏感先下降后上升，敌对后期有所上升。

2. 心理危机干预的技术　心理危机干预作为处理突发事件的重要心理干预手段，在生物安全突发事件中有重要的地位，发挥积极的作用。在不同阶段分别给予救援前心理训练、急性应激障碍的心理干预、创伤后应激障碍的心理干预。

（1）救援前心理训练：美国红十字会和美国心理协会均强调救援前的心理培训，可有效预防救援人员在救援任务中易出现的精神疾患。救援前的心理训练主要包括应激免疫训练、模拟综合演练、心理环境模拟技术。①应激免疫训练：学习识别应激源、应激的性质，学习一些应对技巧（如肌肉放松、调节呼吸、思维停止技术、自我对话训练等），以便更好地应对压力，控制自己的情绪，增强心理弹性，帮助救援人员在面对压力和创伤时，可调动机体保护性资源，避免受危险因素影响，预防心理危机的出现。②模拟综合演练：在模拟的救援环境下，帮助救援人员迅速适应救援环境，增强心理承受能力和自信心，避免心理应激的发生。③心理环境模拟技术：主要是通过动态表象，体验危机环境下的情绪反应，对心理表象进行控制，克服负面情绪的影响。这些救援前的心理训练，可增强救援人员心理上的适应能力，在一定程度上降低救援任务所造成的心理影响，达到一定的"脱敏"作用。

（2）急性应激障碍的心理干预：重点是提高救援人员的安全感、促进其情绪稳定，提高个体和群体的效能感、缓解个体的急性心理压力、恢复生理心理功能的平衡，减小发生心理应激障碍的可能。①调整认知、树立坚定信念。接受不完美和失败是医疗救援人员应该保持的客观认知。救援人员应避免过度苛责自己，专注于做好眼前医疗救援工作。②合理安排工作、保证充足的休息和营养。限制工作时间，减少超负荷工作，定期转换工作岗位，由高应激岗位转换到低应激岗位。保证充分的睡眠和饮食，若有失眠的症状，可适当地应用助眠药物。③接纳应激情绪，适当宣泄。看见自己的情绪反应，将情绪命名，理解并接纳，可选择倾诉、运动、听音乐、哭泣等合适的渠道和方式表达出来，提高自信心等正面、积极的情绪，同时减少精神上的紧张和不良情绪的产生。④友善互助的社会支持。同事间要相互支持，讨论和分享经验感受。保持与外界交流，获得心理支持，亲密友好的互助氛围，既能化解紧张的情绪，也能提高心理免疫力。⑤调节压力、改善情绪。医疗救援人员面对多重压力，精神高度紧张，情绪不稳定，可通过着陆技术、放松训练、正念冥想等方式让紧绷的神经和身体得到舒缓、调节压力、改善情绪，当救援人员出现分离症状时，不适合使用放松技术。

（3）创伤后应激障碍的心理干预：常用的方法主要包括危机事件压力晤谈、暴露疗法、认知疗法、快速眼动疗法。虽然 CISD 的争议较多，在部分研究中未能发挥良好作用，甚至加重原有的心理危机，但 CISD 的支持性治疗、心理健康辅导（如应对策略指导、社会支持系统构建指导）等内容在一定程度上能缓解个体的负性情绪已达成共识。

（崔展宇　谭钧元　胡　玫　朱　冰）

主要参考文献

[1] Ketchesin K D, Stinnett G S, Seasholtz A F. Corticotropin releasing hormone-binding protein and stress: from invertebrates to humans. Stress, 2017(20): 449-464.

[2] Bryant RA, Moulds ML, Nixon RVD. Cognitive behaviour therapy of acute stress disorder: a four-year follow up. Behaviour Research and Therapy, 2003(2): 89-100.

[3] Nanyonga M, Saidu J, Ramsay A, et al. Sequelae of Ebola virus disease, Kenema District, Sierra Leone. Clin Infect Dis, 2016, 62: 125-126.

[4] 晏玲，杨国愉，王皖曦，等．赴利比里亚抗击埃博拉病毒病军人急性应激反应特点．第三军医大学学报，2015, 6(5): 1131-1134.

[5] Lee SM, Kang WS, Cho AR, et al. Psychological impact of the 2015 MERS outbreak on hospital workers and quarantined hemodialysis patients. Compr Psychiatry, 2018, 87: 123-127.

[6] Sadock BJ, Sadock VA, Ruiz P. Kaplan & Sadock's synopsis of psychiatry: behavioral sciences/clinical psychiatry. Eleventh ed. Philadelphia: Wolters Kluwer, 2015: 438.

[7] Reis AM, de Franciso Carvalho L, Elhai JD. Relationship between PTSD and pathological personality traits in context of disasters. Psychiatry Research, 2016, 241: 91-97.

[8] Moran P, Eun RC, Sungeun Y. Protective Role of Coping Flexibility in PTSD and Depressive Symptoms following Trauma. Personality and Individual Differences, 2015, 82: 102-106.

[9] Wu D, Wang KC, Wei DT, et al. Perfectionism mediated the relationship between brain structure variation and negative emotion in a nonclinical sample. Cogn Affect Behav Neurosci, 2017, 17: 211-223.

[10] 晏玲，杨国愉，王皖曦，等．赴利比里亚抗击埃博拉军人心理应激调查，解放军医院管理杂志，2017, 24(5): 401-408.

[11] 杨颖，徐齐兵，赛晓勇．创伤后应激障碍流行现状的国内外研究进展．中国急救复苏与灾害医学杂志，2017, 12(1): 76-80.

[12] Lowe S R, Galea S. The mental health consequences of mass shootings. Trauma, Violence, & Abuse, 2017, 18(suppl 1): 62-82.

[13] Giummarra MJ, Lennox A, Dali G, et al. Early psychological interventions for posttraumatic stress, depression and anxiety after traumatic injury: A systematic review and meta-analysis. Clinical Psychology Review, 2018, 62: 11-36.

[14] 朱霞，杨业兵，张华军，等．重大军事任务下军人急性应激反应特点．心理科学，2011, 34(5): 1269-1273.

[15] 李丹琳，张秀芬，王艳波，等．甘肃省护理人员灾难救援应对特征的质性研究．中国急救复苏与灾害医学杂志，2016, 11(5): 502-504.

[16] 程艮．灾害救援护士的"自我心理调适"与心理危机干预对策．中国护理管理，2018, 18(7): 888-893.

[18] 曾红. 突发事件早期心理干预方法述评. 中国应急管理, 2011(11): 20-24.

[19] 杨露, 张艳, 张娜, 等. 灾难救援人员心理应激反应及干预的研究进展. 中国急救复苏与灾害医学杂志, 2019, 4(14): 366-368.

[20] 刘秀华, 徐菲菲, 崔红, 等. 汶川地震救援人员创伤后应激障碍状况调查. 转化医学杂志, 2015, 4(2): 69-73.

医护人员防护标准参考

表 A-1 医务人员防护用品选用参考

区域（人员）	个人防护用品类别							
	医用外科口罩	医用防护口罩	工作帽	手套	隔离衣	防护服	护目镜/防护面屏	鞋套/靴套
医院入口	+	−	±	−	−	−	−	−
预检分诊	+	−	±	±	±	−	−	−
引导患者去发热门诊人员	+	−	±	±	±	−	−	−
常规筛查核酸检测标本采样人员	−	+	+	+	+	−	+	−
有流行病学史或疑似患者核酸检测标本采样人员	−	+	+	+	±	±	+	±
门急诊窗口（非侵入性操作）	+	−	±	−	−	−	−	−
门急诊窗口（侵入性操作，如采血）	+	−	+	+	±	−	±	−
门诊 患者佩戴口罩	+	−	−	−	−	−	−	−
门诊 患者需摘除口罩或有血液体液暴露	+	±	+	+	±	−	±	±
病区 * 普通病区	+	−	±	±	±	−	−	±
病区 * 过渡病区（室）	+	±	+	+	±	±	±	±
病区 * 确诊病例定点收治隔离病区	−	+	+	+	−	+	+	+
手术室 常规手术	+	−	+	+	−	−	±	±
手术室 急诊、新冠肺炎疑似患者或确诊患者手术	−	+	+	+	−	+	+	+

续表

区域（人员）		个人防护用品类别							
		医用外科口罩	医用防护口罩	工作帽	手套	隔离衣	防护服	护目镜/防护面屏	鞋套/靴套
发热门诊	诊室	−	+	+	+	±	±	±	+
	检查	−	+	+	+	±	±	±	+
	留观病室	−	+	+	+	−	+	±	+
新冠 PCR 实验室		−	+	+	+	±	±	+	±
新冠肺炎疑似患者或确诊患者转运		−	+	+	+	±	±	+	±
行政部门		+	−	−	−	−	−	−	−

注：①"＋"指需采取的防护措施；②"±"指根据工作需要可采取的防护措施；隔离衣和防护服同时为"±"，应二选一。③医用外科口罩和医用防护口罩不同时佩戴；防护服和隔离衣不同时穿戴；防护服如已有靴套则不需另加穿。④餐饮配送、标本运送、医废处置等人员防护按所在区域的要求选用。⑤为新冠肺炎疑似患者或确诊患者实施气管切开、气管插管时可根据情况加用正压头套或全面防护型呼吸防护器。⑥《新型冠状病毒感染的肺炎防控中常见医用防护用品使用范围指引（试行）》（国卫办医函〔2020〕75 号）废止。⑦ *. 普通病房可选项取决于患者是否摘除口罩或有无血液体液暴露

表 A-2 医务人员的分级防护

防护级别	使用情况	防护用品										
		手卫生	工作帽	外科口罩	医用防护口罩	工作服工作鞋	乳胶手套	隔离衣	防护服	护目镜或防护面屏	正压防护头罩	靴(鞋)套
一般防护	普通门(急)诊，普通病房医务人员	+	-	+	-	+	±	-	-	-	-	-
一级防护	发热门诊与感染科医务人员	+	+	+	-	+	±	±	-	-	-	-
二级防护	进入疑似或确诊经空气传播疾病患者安置地或为患者提供一般诊疗操作	+	+	-	+	+	+	±★	±★	+	-	+
三级防护	为疑似或确诊经空气传播疾病患者进行产生气溶胶操作时	+	+	-	+	+	+	-	+	±★	±★	+

注："+"为应穿戴的防护用品；"-"为不需穿戴的防护用品；"±"为根据工作需要穿戴的防护用品；"★"为根据医疗机构的实际条件，选择穿隔离衣或防护衣防护（二级防护时），选择佩戴护目镜、防护面屏或正压防护头罩（三级防护时）

表 A-3 医务人员个人防护技能操作评分参考表

序号	姓名	第一缓冲间							第二缓冲间				污染区至第三缓冲间									潜在污染区至第四缓冲间								综合分			总分
		手卫生	穿分体工作服	戴帽子	戴医用防护口罩	戴内层乳胶手套	更换工作鞋	手卫生	穿防护服	戴外层乳胶手套	戴目镜或防护面罩	穿靴套	手卫生	摘外层乳胶手套	手卫生	摘护目镜或防护面罩	手卫生	脱靴套	手卫生	脱防护服	手卫生	摘乳胶手套	手卫生	脱分体工作服	手卫生	摘医用防护口罩	手卫生	摘帽子	手卫生、更换拖鞋	互助防检查	熟练程度	病房操作	
		2	2	2	10	2	2	2	5	2	3	2	2	5	2	3	2	2	2	5	2	5	2	2	2	5	2	2	4	5	5	5	100

评 估 量 表

表 B-1　症状自评量表（Symptom Checklist 90，SCL-90）

指导语：以下表格中列出了有些人可能有的症状或问题，请仔细阅读每一条，然后根据该句话与您自己的实际情况相符合的程度（最近一个星期或现在），请在最合适的□上打✓。为了保证检测结果的准确性，请不要遗漏其中的任何一道题。作为自评量表，这里的"轻、中、重"的具体涵义应该由自评者自己去体会，不必做硬性规定。

1	头痛	□从无	□轻度	□中度	□偏重	□严重
2	神经过敏，心中不踏实	□从无	□轻度	□中度	□偏重	□严重
3	头脑中有不必要的想法或字句盘旋	□从无	□轻度	□中度	□偏重	□严重
4	头晕或晕倒	□从无	□轻度	□中度	□偏重	□严重
5	对异性的兴趣减退	□从无	□轻度	□中度	□偏重	□严重
6	对旁人责备求全	□从无	□轻度	□中度	□偏重	□严重
7	感到别人能控制您的思想	□从无	□轻度	□中度	□偏重	□严重
8	责怪别人制造麻烦	□从无	□轻度	□中度	□偏重	□严重
9	忘性大	□从无	□轻度	□中度	□偏重	□严重
10	担心自己的衣饰整齐及仪态的端正	□从无	□轻度	□中度	□偏重	□严重
11	容易烦恼和激动	□从无	□轻度	□中度	□偏重	□严重
12	胸痛	□从无	□轻度	□中度	□偏重	□严重
13	害怕空旷的场所或街道	□从无	□轻度	□中度	□偏重	□严重
14	感到自己的精力下降，活动减慢	□从无	□轻度	□中度	□偏重	□严重
15	想结束自己的生命	□从无	□轻度	□中度	□偏重	□严重
16	听到旁人听不到的声音	□从无	□轻度	□中度	□偏重	□严重
17	发抖	□从无	□轻度	□中度	□偏重	□严重
18	感到大多数人都不可信任	□从无	□轻度	□中度	□偏重	□严重

续表

19	胃口不好	□从无	□轻度	□中度	□偏重	□严重
20	容易哭泣	□从无	□轻度	□中度	□偏重	□严重
21	同异性相处时感到害羞不自在	□从无	□轻度	□中度	□偏重	□严重
22	感到受骗，中了圈套或有人想抓住您	□从无	□轻度	□中度	□偏重	□严重
23	无缘无故地突然感到害怕	□从无	□轻度	□中度	□偏重	□严重
24	自己不能控制地大发脾气	□从无	□轻度	□中度	□偏重	□严重
25	怕单独出门	□从无	□轻度	□中度	□偏重	□严重
26	经常责怪自己	□从无	□轻度	□中度	□偏重	□严重
27	腰痛	□从无	□轻度	□中度	□偏重	□严重
28	感到难以完成任务	□从无	□轻度	□中度	□偏重	□严重
29	感到孤独	□从无	□轻度	□中度	□偏重	□严重
30	感到苦闷	□从无	□轻度	□中度	□偏重	□严重
31	过分担忧	□从无	□轻度	□中度	□偏重	□严重
32	对事物不感兴趣	□从无	□轻度	□中度	□偏重	□严重
33	感到害怕	□从无	□轻度	□中度	□偏重	□严重
34	您的感情容易受到伤害	□从无	□轻度	□中度	□偏重	□严重
35	旁人能知道您的私下想法	□从无	□轻度	□中度	□偏重	□严重
36	感到别人不理解您、不同情您	□从无	□轻度	□中度	□偏重	□严重
37	感到人们对您不友好，不喜欢您	□从无	□轻度	□中度	□偏重	□严重
38	做事必须做得很慢以保证做得正确	□从无	□轻度	□中度	□偏重	□严重
39	心跳得很厉害	□从无	□轻度	□中度	□偏重	□严重
40	恶心或胃部不舒服	□从无	□轻度	□中度	□偏重	□严重
41	感到比不上他人	□从无	□轻度	□中度	□偏重	□严重
42	肌肉酸痛	□从无	□轻度	□中度	□偏重	□严重
43	感到有人在监视您、谈论您	□从无	□轻度	□中度	□偏重	□严重
44	难以入睡	□从无	□轻度	□中度	□偏重	□严重
45	做事必须反复检查	□从无	□轻度	□中度	□偏重	□严重
46	难以做出决定	□从无	□轻度	□中度	□偏重	□严重
47	怕乘电车、公共汽车、地铁或火车	□从无	□轻度	□中度	□偏重	□严重
48	呼吸有困难	□从无	□轻度	□中度	□偏重	□严重
49	一阵阵发冷或发热	□从无	□轻度	□中度	□偏重	□严重
50	因为感到害怕而避开某些东西、场合或活动	□从无	□轻度	□中度	□偏重	□严重

续表

51	脑子变空了	□从无	□轻度	□中度	□偏重	□严重
52	身体发麻或刺痛	□从无	□轻度	□中度	□偏重	□严重
53	喉咙有梗塞感	□从无	□轻度	□中度	□偏重	□严重
54	感到前途没有希望	□从无	□轻度	□中度	□偏重	□严重
55	不能集中注意力	□从无	□轻度	□中度	□偏重	□严重
56	感到身体的某一部分软弱无力	□从无	□轻度	□中度	□偏重	□严重
57	感到紧张或容易紧张	□从无	□轻度	□中度	□偏重	□严重
58	感到手或脚发重	□从无	□轻度	□中度	□偏重	□严重
59	想到死亡的事	□从无	□轻度	□中度	□偏重	□严重
60	吃得太多	□从无	□轻度	□中度	□偏重	□严重
61	当别人看着您或谈论您时感到不自在	□从无	□轻度	□中度	□偏重	□严重
62	有一些不属于您自己的想法	□从无	□轻度	□中度	□偏重	□严重
63	有想打人或伤害他人的冲动	□从无	□轻度	□中度	□偏重	□严重
64	醒得太早	□从无	□轻度	□中度	□偏重	□严重
65	必须反复洗手、点数	□从无	□轻度	□中度	□偏重	□严重
66	睡得不稳不深	□从无	□轻度	□中度	□偏重	□严重
67	有想摔坏或破坏东西的想法	□从无	□轻度	□中度	□偏重	□严重
68	有一些别人没有的想法	□从无	□轻度	□中度	□偏重	□严重
69	感到对别人神经过敏	□从无	□轻度	□中度	□偏重	□严重
70	在商店或电影院等人多的地方感到不自在	□从无	□轻度	□中度	□偏重	□严重
71	感到任何事情都很困难	□从无	□轻度	□中度	□偏重	□严重
72	一阵阵恐惧或惊恐	□从无	□轻度	□中度	□偏重	□严重
73	感到公共场合吃东西很不舒服	□从无	□轻度	□中度	□偏重	□严重
74	经常与人争论	□从无	□轻度	□中度	□偏重	□严重
75	单独一人时神经很紧张	□从无	□轻度	□中度	□偏重	□严重
76	别人对您的成绩没有做出恰当的评价	□从无	□轻度	□中度	□偏重	□严重
77	即使和别人在一起也感到孤单	□从无	□轻度	□中度	□偏重	□严重
78	感到坐立不安心神不定	□从无	□轻度	□中度	□偏重	□严重
79	感到自己没有什么价值	□从无	□轻度	□中度	□偏重	□严重
80	感到熟悉的东西变成陌生或不像是真的	□从无	□轻度	□中度	□偏重	□严重
81	大叫或摔东西	□从无	□轻度	□中度	□偏重	□严重
82	害怕会在公共场合晕倒	□从无	□轻度	□中度	□偏重	□严重

83	感到别人想占您的便宜	□从无	□轻度	□中度	□偏重	□严重
84	为一些有关性的想法而很苦恼	□从无	□轻度	□中度	□偏重	□严重
85	您认为应该因为自己的过错而受到惩罚	□从无	□轻度	□中度	□偏重	□严重
86	感到要很快把事情做完	□从无	□轻度	□中度	□偏重	□严重
87	感到自己的身体有严重问题	□从无	□轻度	□中度	□偏重	□严重
88	从未感到和其他人很亲近	□从无	□轻度	□中度	□偏重	□严重
89	感到自己有罪	□从无	□轻度	□中度	□偏重	□严重
90	感到自己的脑子有毛病	□从无	□轻度	□中度	□偏重	□严重

该量表包括90个条目，要求被试根据近一周的感受，按"从无、轻度、中度、偏重、严重"进行1~5级评定，共9个分量表，即躯体化、强迫症状、人际关系敏感、抑郁、焦虑、敌对、恐怖、偏执和精神病性。

（1）躯体化：包括1，4，12，27，40，42，48，49，52，53，56和58，共12项。该因子主要反映主观的身体不适感。

（2）强迫症状：3，9，10，28，38，45，46，51，55和65，共10项，反映临床上的强迫症状群。

（3）人际关系敏感：包括6，21，34，36，37，41，61，69和73，共9项。主要指某些个人不自在感和自卑感，尤其是在与其他人相比较时更突出。

（4）抑郁：包括5，14，15，20，22，26，29，30，31，32，54，71和79，共13项。反映与临床上抑郁症状群相联系的广泛的概念。

（5）焦虑：包括2，17，23，33，39，57，72，78，80和86，共10个项目。指在临床上明显与焦虑症状群相联系的精神症状及体验。

（6）敌对：包括11，24，63，67，74和81，共6项。主要从思维、情感及行为三方面来反映病人的敌对表现。

（7）恐怖：包括13，25，47，50，70，75和82，共7项。它与传统的恐怖状态或广场恐怖所反映的内容基本一致。

（8）偏执：包括8，18，43，68，76和83，共6项。主要是指猜疑和关系妄想等。

（9）精神病性：包括7，16，35，62，77，84，85，87，88和90，共10项。其中幻听、思维播散、被洞悉感等反映精神分裂样症状项目。

（10）19，44，59，60，64，66及89共7个项目，未能归入上述因子，它们主要反映睡眠及饮食情况。我们在有些资料分析中，将之归为因子10"其他"。

计分项目和方法如下：

（1）总分：90个项目单项分相加之和，能反映其病情严重程度。

（2）总均分：总分/90，表示从总体情况看，该受检者的自我感觉位于1~5级间的哪一个分值程度上。

（3）阳性项目数：单项分≥2的项目数，表示受检者在多少项目上呈有"病状"。

（4）阴性项目数：单项分=1的项目数，表示受检者"无症状"的项目有多少。

（5）阳性症状均分：（总分－阴性项目数的总分）/阳性项目数，表示受检者在"有症状"项目中的平均得分。反映受检者自我感觉不佳的项目，其严重程度究竟介于哪个范围。

量表并未提出分界值，按中国常模结果，总分超过160分，或阳性项目数超过43项，或任一因子分超过2分，可考虑筛查阳性，需进一步检查。

表 B-2 心理应激自评量表

说明：人在环境改变或遇到不顺心的事情时，情绪、行为和生理功能上会有所反应，这是正常的。这份问卷是用来了解你近半个月来的心情变化情况，请如实回答。

1	我睡眠不好	□从无	□有时	□经常
2	我感觉紧张、烦躁和不安	□从无	□有时	□经常
3	很小的声音也会使我惊跳	□从无	□有时	□经常
4	我对危险的事情保持警觉	□从无	□有时	□经常
5	我不愿与人交往	□从无	□有时	□经常
6	工作不再引起我的兴趣，我觉得无精打采	□从无	□有时	□经常
7	我感到心身疲倦	□从无	□有时	□经常
8	我容易被激惹、想发火	□从无	□有时	□经常
9	我感觉过度兴奋，我做事冲动而且甘冒风险	□从无	□有时	□经常
10	在我的脑海里、梦里常浮现某种灾难性事件的场	□从无	□有时	□经常

量表由 10 个题目组成，要求被试根据近半个月的感受，按"从无、有时、经常"进行 1～3 级评定，条目内容均反映被试各种应激性症状。各条目得分之和为原始分数，再转换为标准分数 T 分。$T=50+10 (x-\bar{x})/s$，x 为原始分数，$\bar{x}$ 为平均分数，s 为标准差。$T < 70$ 为正常，$T \geqslant 70$ 说明心理应激程度较高。

表 B-3 应激反应问卷（Stress Response Questionnaire，SRQ）

指导语：从现在开始向过去推算，近一个月你的心情如何？（请在相应框内打"√"）。

1	容易紧张和着急	□是	□基本是	□中等是	□有点是	□不是
2	吃得比过去少	□是	□基本是	□中等是	□有点是	□不是
3	希望痛哭一场	□是	□基本是	□中等是	□有点是	□不是
4	头脑没有平常那样清楚	□是	□基本是	□中等是	□有点是	□不是
5	感到孤独	□是	□基本是	□中等是	□有点是	□不是
6	觉得做人越来越没有意思	□是	□基本是	□中等是	□有点是	□不是
7	对将来不抱有希望	□是	□基本是	□中等是	□有点是	□不是
8	比过去注意力（记忆力）有下降	□是	□基本是	□中等是	□有点是	□不是
9	觉得闷闷不乐，情绪低沉	□是	□基本是	□中等是	□有点是	□不是
10	感到担忧	□是	□基本是	□中等是	□有点是	□不是
11	相信即使个人努力，也不能获得成功	□是	□基本是	□中等是	□有点是	□不是
12	与异性密切接触时兴趣减少	□是	□基本是	□中等是	□有点是	□不是

续表

13	因为一阵阵头晕而苦恼	□是	□基本是	□中等是	□有点是	□不是
14	觉得自己可能要发疯	□是	□基本是	□中等是	□有点是	□不是
15	容易生气和发火	□是	□基本是	□中等是	□有点是	□不是
16	吸烟或饮酒增加	□是	□基本是	□中等是	□有点是	□不是
17	懒得活动	□是	□基本是	□中等是	□有点是	□不是
18	坐立不安，自己也不知该做什么	□是	□基本是	□中等是	□有点是	□不是
19	因为头痛、颈痛或背痛而苦恼	□是	□基本是	□中等是	□有点是	□不是
20	容易衰弱和疲乏	□是	□基本是	□中等是	□有点是	□不是
21	如果有可能，真想砸碎一些东西	□是	□基本是	□中等是	□有点是	□不是
22	睡眠比以往差	□是	□基本是	□中等是	□有点是	□不是
23	心烦意乱或觉得惊慌	□是	□基本是	□中等是	□有点是	□不是
24	觉得自己是个无用的人，没人需要我	□是	□基本是	□中等是	□有点是	□不是
25	感到害怕	□是	□基本是	□中等是	□有点是	□不是
26	过去感兴趣的事现在没有兴趣	□是	□基本是	□中等是	□有点是	□不是
27	责怪自己	□是	□基本是	□中等是	□有点是	□不是
28	神经过敏，心中不踏实	□是	□基本是	□中等是	□有点是	□不是

根据应激系统论模型研究需要，为评估个体心理应激反应的相应心身症状及程度，参考 SAS、SDS 和 SCL-90 条目内容，按心理应激理论的情绪反应（FER）、躯体反应（FPR）和行为反应（FBR）三方面，编制应激（压力）反应条目 28 项，按 1 ～ 5 等级计分。以条目总分（SR）表示应激（压力）反应程度（内部一致性 α 系数 0.902，与 SAS 和 SDS 的相关性分别为 0.585 和 0.574，重测信度 0.913）。

主成分筛选获三个因子，大致与三方面应激反应的构想一致，命名为：情绪反应因子分（FER）=3+5+6+9+10+14+18+21+24+25+27+28，12 个条目；躯体反应因子分（FPR）=1+4+13+15+19+20+22+23，8 个条目；行为反应因子分（FBR）= 7+8+11+12+17+26，6 个条目；应激（压力）反应总分 SR=FER+FPR+FBR+2+16，28 个条目。

表 B-4　突发性公共卫生事件量表

指导语：请你根据自己在突发性公共卫生事件期间的行为与感受，对照下面的每一条描述，选择最适当的答案。

	第一部分				
1	担心自己和家人被感染	□没有	□轻度	□中度	□重度
2	对异性不再像从前那样注意了	□没有	□轻度	□中度	□重度
3	反复洗手，擦洗东西，但总觉得不够干净	□没有	□轻度	□中度	□重度
4	感到没有精神，脑子变迟钝，注意力不集中，记忆力差	□没有	□轻度	□中度	□重度

续表

5	感到心跳加快，出汗，脸红	□没有	□轻度	□中度	□重度
6	精力比以前差	□没有	□轻度	□中度	□重度
7	精神容易疲劳而且不易恢复	□没有	□轻度	□中度	□重度
8	没有食欲，体重明显减轻	□没有	□轻度	□中度	□重度
9	脑子不如以前灵活了	□没有	□轻度	□中度	□重度
10	碰到与突发性公共卫生事件相关的事情，就觉得害怕，心跳加快	□没有	□轻度	□中度	□重度
11	有头晕，心慌，腹胀，便秘或腹泻等症状	□没有	□轻度	□中度	□重度
12	头痛，浑身肌肉酸痛	□没有	□轻度	□中度	□重度
13	有一种不祥的预感	□没有	□轻度	□中度	□重度
14	在人群聚集的地方特别是医院附近，感到提心吊胆、紧张不安	□没有	□轻度	□中度	□重度

第二部分

1	对什么都没有兴趣	□偶尔	□有时	□经常	□总是
2	非常在意身体上出现的任何不舒服	□偶尔	□有时	□经常	□总是
3	出现与突发性公共卫生事件相关的症状，怀疑自己已经感染	□偶尔	□有时	□经常	□总是
4	胡思乱想而无法控制	□偶尔	□有时	□经常	□总是
5	尽量不去医院或人群聚集的地方，与人接触时，也总戴着口罩	□偶尔	□有时	□经常	□总是
6	觉得烦恼，容易发脾气	□偶尔	□有时	□经常	□总是
7	觉得自己很没用	□偶尔	□有时	□经常	□总是
8	明知道无济于事，但无法控制地反复考虑、反复洗手	□偶尔	□有时	□经常	□总是
9	去医院看病确定自己是不是已经被感染	□偶尔	□有时	□经常	□总是
10	睡眠不好（入睡困难，多梦，醒后不解乏，睡眠节律紊乱）	□偶尔	□有时	□经常	□总是
11	无法控制过分的紧张害怕	□偶尔	□有时	□经常	□总是
12	想一死了之	□偶尔	□有时	□经常	□总是
13	想到与突发性公共卫生事件有关的东西，就没有心思干别的事情	□偶尔	□有时	□经常	□总是

构成：该问卷共有 27 个项目，分为抑郁、神经衰弱、恐惧、强迫 - 焦虑和疑病 5 个维度，这 5 个维度的项目组成分别是：抑郁（第一部分 4，6，7，8，9，12 项）、神经衰弱（第二部分 2，4，6，7，10 项）、恐惧（第一部分 1，3，10，14 项，第二部分 2，5，项）、强迫 - 焦虑（第一部分 5，11 项，第二部分 11，12，13 项）和疑病（第二部分 3，9 项）。

评分：被试按情绪反应发生的程度（没有、轻度、中度、重度）和频度（偶尔、有时、经常、总是），对应评 0、1、2、3 分。每个维度的总分除以项目数，即为该维度的得分，理论最高值为 3，理论最小值为 0。某一维度评分越高，说明被试在该维度上情绪反应越严重。